子宮粉紅色
保養Lesson

婦產科醫師
醫學博士 竹內正人／監修

針灸按摩師／芳療師
天使之卵集團總代表 藤原亞季／作者

瑞昇文化

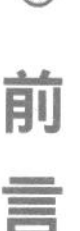

前言

拿起這本書翻閱的妳，是怎麼樣的人呢？

是經期不順、有經痛等在月經方面有煩惱的人？

是不想要只保養外表，而是想要由體內開始變美的人？

還是現在還沒打算結婚，但未來想生小孩的人？

雖然每個人的生活方式和想法不同，但因為各位都是對「子宮保養」這個詞彙感到有興趣，所以我可以想像得到，各位一定都是想要好好保養自己身體的了不起成年女性吧！

現今時代，日本人生產第一個孩子時的平均年齡已經超過30歲，因此常常可以在電視節目、新聞和雜誌中看到「懷孕力」、「妊娠活動」、「子宮年齡」等語彙的出現。

「當我想要有個孩子的時候，我是否能順利懷孕？」

「如果子宮和卵巢老化了，該怎麼辦？」

是不是有很多人會隱隱感覺到這方面的不安和壓力呢？

還有，當聽聞「女星某某某以44歲之齡順利生產！」等等這類高齡產子的報導時，也許會有人想「等我到那個年紀時再生小孩也行」而感到放心，就把懷孕生產的事先放一邊不考慮。

其實，連在筆者的沙龍中，也有不少客人認為「到40幾歲都還可以懷孕」。

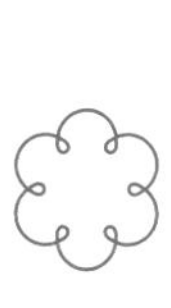

在懷孕生產上不可或缺的角色——子宮和卵巢，它們的功能會在過了35歲後開始減弱。當然因為每個人體質上的不同，有些人40歲以上還是能懷孕生產。雖說醫學一直在進步，但並不是每個人過了40歲都還能生小孩。

特別是有經期不順、經痛或是冷底體質等煩惱的人，也許都一直在給子宮和卵巢增加壓力。如果打從心裡認為「我就是這種體質」而放手不管的話，很可能會成為各種身體不適的原因，也會影響到將來的懷孕。

據說血液循環良好、健康有活力的子宮，是粉紅色的。

在本書中，會將狀態完好的健康子宮稱為「美子宮」，而為美子宮所做的規劃和行動，則取名為「粉紅色子宮計劃」。

不論是現在還沒想要懷孕的人，或者是將來想要生小孩的人，筆者希望所有女性都能夠確實掌握讓子宮和卵巢健康的保養要點。這就是本書的主旨。

網羅子宮&卵巢的保養要點，朝「美子宮」邁進

在此先簡單介紹本書每章的內容。

第1章將揭開以子宮卵巢的構造、「子宮年齡」為首的一些關於子宮坊間說法的真相。第2章中，將介紹可調整子宮和卵巢狀態，促進血液循環的「順手保養法」。這章中收集了一些讓忙碌或是對運動不在行的人都能簡單完成的方法。

第3章是給想要提升女人味的人，必知的女性荷爾蒙的機制和作用。第4章是介紹達成「美子宮」必要條件的每月月經檢查法；第5章說明排好卵的條件，以及基礎體溫的正確測量法。第6章是關於守護子宮和卵巢，也是女性美麗基礎之骨盆的作用及照護法。

接下來的第7章，是針對水腫、常感煩躁不安或肩頸酸痛等女性常有的症狀，介紹能在短時間內緩解不適的穴道按摩及芳香療法。

另外，在第8章中，以中醫裡的「氣・血・水」為基礎，再輔以各種體質作區分，介紹各種調整子宮卵巢狀態的漢方芳香療法。

最後的第9章，將針對藥物、菸、酒、過去病史，以及將來想要懷孕時，在身體與心理方面所擔憂的問題點做解說。

從無法懷第二胎的經驗中，領悟到「懷孕並不是簡單的事」

在此筆者先做個自我介紹。

我是個有一個小孩的媽媽。2006年，以自身懷孕生產的經驗為契機，在銀座開設一間專門為懷孕中女性打造的沙龍。當時融合了針灸等中醫治療及芳香療法，獨創「漢方芳療」，為客人打造易受孕體質，紓解懷孕中的各種不適以及產後照護，在女性身體健康上給予全方位的支援。

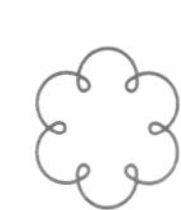

在現今時代裡，據說7對夫妻中，就有1對是不孕。我自己也有過因為想生第二個小孩，而到專治不孕症的診所中求診的經驗。剛開始，我對「妊娠活動」充滿熱情，在醫院接受不孕症治療的同時，也接受針灸等治療，在體質管理和健康上也特別加以注意。

不過，隨著療程進行，我感覺自己的視野越來越狹窄。「排卵」、「受精」、「著床」、「月經」等，本來這些是女性天生自然而然的體內運作，但將這些事情經過檢查、數值化後，檢查結果通常不是喜就是憂，漸漸地自己的心理情感狀態也跟著起伏不定。

經過1年不間斷的療程後，我的身心均感疲憊，決定要停止不孕症的治療。人的身體可不是那麼簡單，就算再怎麼想要懷孕，也不可能接受治療後馬上就能實現願望。我坦率的面對這個事實，也體會到我在這方面的知識和歷練上還有很多的不足。藉這機會，我重新思考了長久以來自認涉入頗深的懷孕議題，並且想要創立一間「專為想要懷孕的女性設立的不孕症診療所」。

為健康快樂的人生所設計的「粉紅色子宮計劃」

「懷孕」和「健康」是密切不可分的。人的身體會以消除不適及維持健康為優先運作，因此如果身體不健康，生殖功能的運作就會被往後推延。

筆者認為應從客觀角度觀察自己的心理及生理狀態，適時察覺異狀並尋求妥善的照顧，讓自己成為健康快樂的人，會與能否懷孕有很大關連。

希望各位能更了解子宮和卵巢的機制！

也希望各位能和每個月的排卵及月經好好相處。更希望能傳達給更多人如何自我照顧身體不適的方法！

筆者將心中許多的期望寄託在這本書中。讓我們一起從今天起，開始「粉紅色子宮計劃」，朝著美子宮的目標邁進！

專為女性打造的健康醫療研究集團　天使之卵　代表

藤原亞季

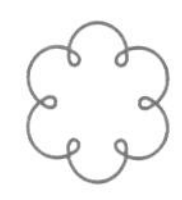

子宮粉紅色保養Lesson…目次

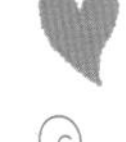

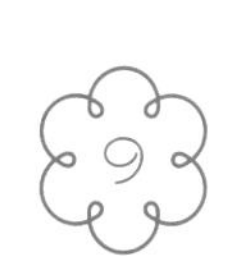

9 丟掉身體與心理的“包袱” 161

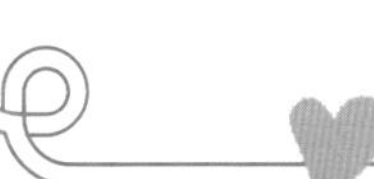

1

妳的子宮是「美子宮」嗎？

「子宮」是概括承受一切的「溫柔器官」

妳有仔細思考過，子宮是怎麼樣的存在嗎？
是象徵女人味的臟器之一？
是讓每月月經到來的源頭？
是孕育胎兒的溫床？
還是容易引發癌症的地方？
子宮，是只有女人才有的器官。
正是因為子宮，生命才能延續，我們才得以降臨生活在這世界。所有的人類都曾經在媽媽腹中被子宮包覆，由此開始生命旅程的。
子宮，是讓直徑未滿0.1公釐的受精卵，在成為60兆個細胞集合而成的人之前，度過最重要時期的柔軟溫潤場所。

打個比方，我們會對於和自己不同國籍、人種、性格、想法的人產生警戒心，有時甚至築起一道牆，不讓他們進入。但是，子宮並非如此。無論國籍、人種、DNA相異程度再大的受精卵，子宮會無區別的全盤接受，並且培育它。子宮就是這樣溫柔的器官。

另外，卵巢也不是只有產出卵子而已，還負責分泌控管月經和懷孕的女性荷爾蒙，維持女性身體的健康，甚至在象徵女性美的肌膚和頭髮光澤等外表方面，也擔任重要的角色。

筆者自從開設專治不孕的診所後，頭一件感到非常驚訝的事，是明明想要懷孕，卻對子宮、卵巢、月經一無所知的女性，竟然非常多。很多女性都過著充滿壓力的生活。飲食不正常，睡眠也不足，不知不覺中，這樣的生活方式讓子宮和卵巢的狀態漸漸惡化。

如果妳現在還不想懷孕，但未來仍想要孕育小孩，或者正苦惱於月經不順和經痛的話，筆者希望妳務必要對子宮和卵巢有更深入的了解。為了現在的自己，也為了將來的自己，希望妳能朝擁有最佳健康狀態的子宮，也就是「美子宮」的目標邁進。這就是「粉色子宮計劃」。

首先，在這章中，將介紹關於子宮及卵巢運作的基本知識。

只有女性才有的「子宮&卵巢」的超棒能力

子宮和卵巢，是女性獨有、纖細但堅強的器官。詳細情形稍後再解說。而每個月必定報到的月經，事實上是證明大腦、女性荷爾蒙、卵巢、子宮宛如精密機械般連動運作的強力證據。

首先，讓我們來了解子宮和卵巢運作的基本知識。

到底子宮在哪裡？

子宮是位在肚臍下方，約是恥骨內側的位置。子宮是孕育胎兒的重要器官，因此骨盆環繞其周圍以保護它。

子宮是以名為平滑肌的肌肉構成。平常大約是雞蛋的大小；懷孕時，肌肉會伸展，以包覆約3公斤左右的胎兒。子宮是由人類身體中，伸展收縮力最佳、最富有彈性且堅韌的肌肉所組成。

○○○ 讓我們來瞧瞧子宮 ○○○

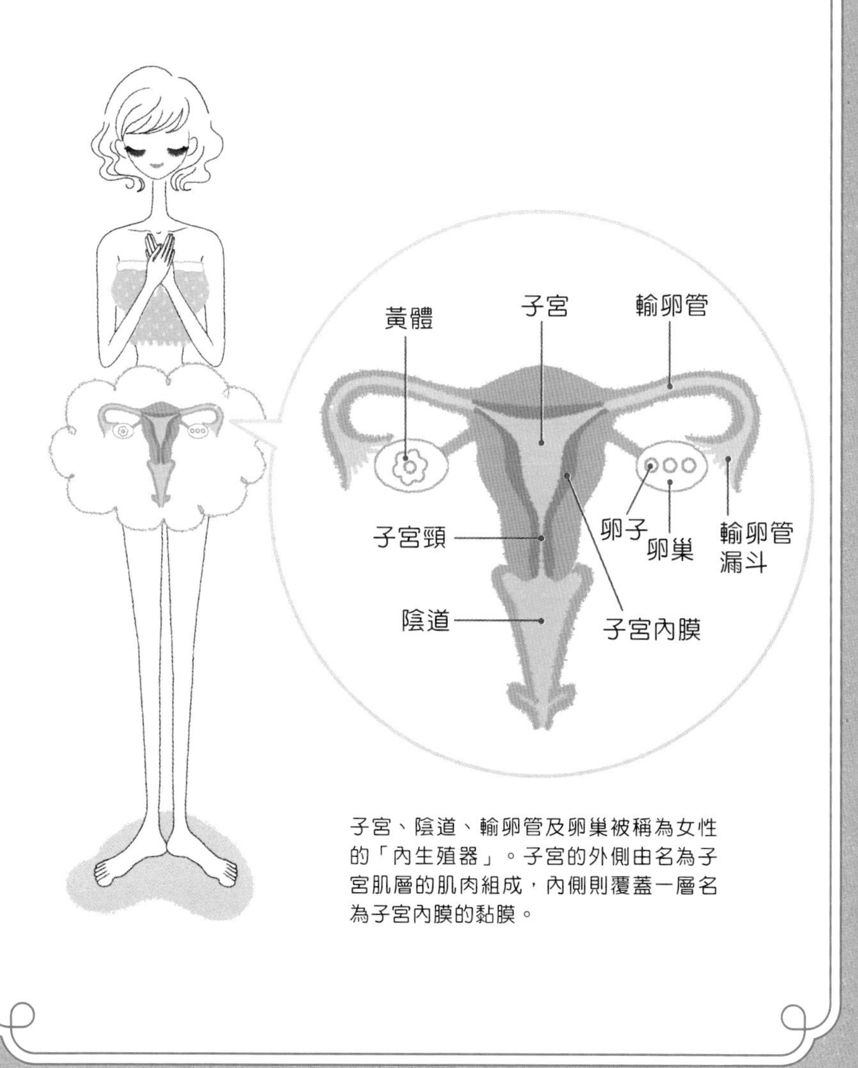

子宮、陰道、輸卵管及卵巢被稱為女性的「內生殖器」。子宮的外側由名為子宮肌層的肌肉組成，內側則覆蓋一層名為子宮內膜的黏膜。

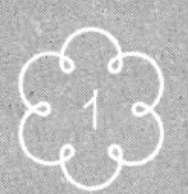

子宮內側被一層叫做子宮內膜的黏膜所覆蓋著。子宮內膜會在懷孕時，成為胎兒的溫床。平時會配合月經週期，反覆增生和剝落。剝落的內膜會經由陰道排出體外，這就是每個月的月經。

子宮有多大？是什麼形狀？

子宮的大小會隨著年齡而改變。

迎接青春期、開始來月經後，子宮會一點一點的變大；邁入更年期，一直到停經的這段期間，子宮會漸漸縮小。

20～40歲左右的子宮，大小約7×7公分，重量約49公克。要用物品做比喻的話，大約是雞蛋的大小。子宮壁的厚度約1～2公分。

子宮是呈上下顛倒的西洋梨形狀。上方是左右各一的輸卵管，下方的子宮口連接著陰道。連接著陰道的子宮下面部分，稱為子宮頸；懷孕時，孕育胎兒的子宮上面部分，則稱為子宮體。懷孕期間，子宮體會配合胎兒的成長擴大，最大可到30公分以上。

子宮是什麼顏色？

健康的子宮，會呈現漂亮的粉紅色。

環繞子宮的血管在充滿血液後，會使子宮看起來柔軟膨脹，此時就是狀態良好的健康子宮，也就是「美子宮」。

粉紅色是象徵母親溫暖、慈祥、柔和的顏色。在色彩療法中，淡淡的粉紅色有帶給內心平靜放鬆的效果，公認是表現溫柔及愛情的顏色。由此可理解為何婦產科的裝潢大多使用粉紅色。

健康的子宮會呈現粉紅色，但當子宮的血液循環不佳，或因壓力等負面因素感到緊張，導致子宮變硬時，子宮的顏色就會略顯白色。

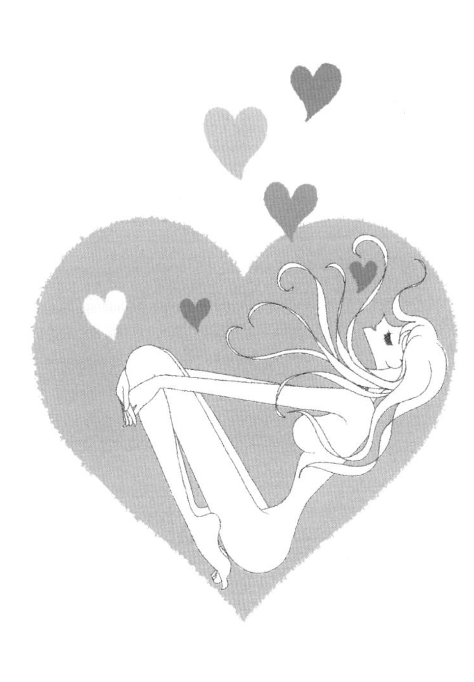

卵巢是怎樣的器官構造？

對女性來說，子宮是非常重要的器官，但是排卵、定期到來的月經，還有懷孕等事，並不是只靠子宮就能辦到。在女性身體裡，還有另一個擔任重要角色的器官，那就是卵巢。

卵巢左右各有一個，呈橢圓形，約3～4公分，剛好是拇指的大小。重量約5～10公克，顏色為帶點灰色的白色，表面呈凹凸不平狀。

輸卵管是長度約10公分的細長管狀組織。輸卵管的前端是像海葵的組織，稱為輸卵管漏斗，排卵時，會接收自卵巢中釋出的卵子，傳送至輸卵管。

在只有拇指大小的卵巢中，含有未來成為卵子的細胞——原始卵泡。女性在降臨到這個世界之前，即還在母親肚裡的胎兒時期開始，體內就有原始卵泡。你也可以這麼想：你的媽媽，當她還在你的外婆的肚子裡時，就已經擁有組成未來的你的原始卵泡。

◦◦◦ 輸卵管漏斗的捕捉卵子系統 ◦◦◦

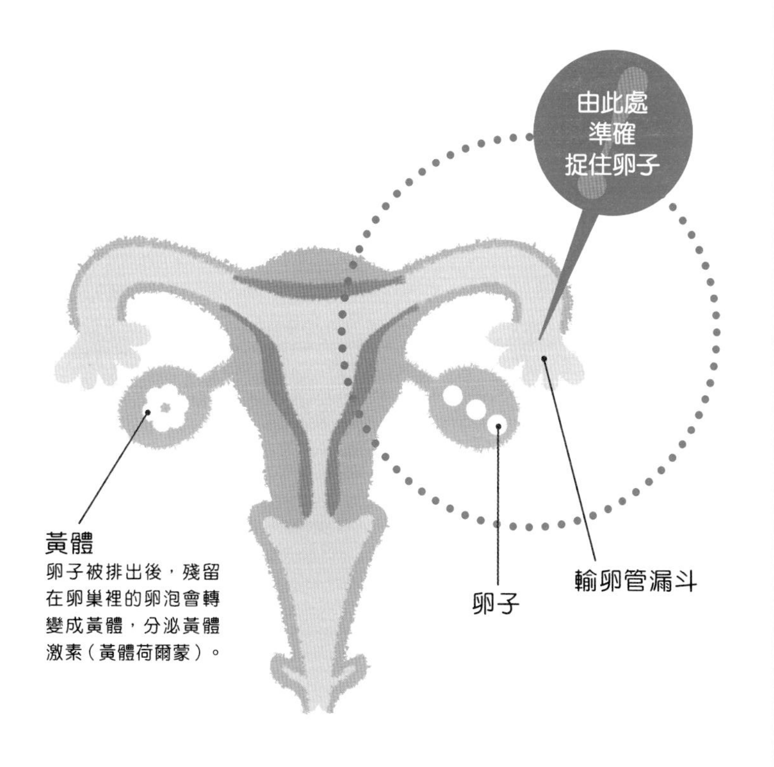

卵巢的功能是排卵和分泌女性荷爾蒙

實際上，在胎兒時期，體內就存在的卵泡是最多的，為數有數百萬個。誕生之後，卵泡隨著成長會慢慢減少。（請參照35頁）

邁入青春期後，原始卵泡成熟，一個月形成一個卵子後釋出，這就是排卵。被釋出的卵子，在通過輸卵管後，被運送到子宮。出生時，原本有數百萬個的原始卵泡中，會成熟並被釋出的卵泡，一般認為一生大概會有４００～５００個。未被釋出的原始卵泡，則會自然的消失。

另外，關於卵巢的作用，還有一點不能忘的是分泌女性荷爾蒙。卵巢會分泌兩種女性荷爾蒙——雌激素（卵泡荷爾蒙）和黃體激素（黃體荷爾蒙）。雌激素和黃體激素，是與月經和懷孕有密切關聯的荷爾蒙，能打造一個有女人味的身體，降低血液中的膽固醇，並有穩定身心健康的作用。

最近在美容界中備受關注的女性荷爾蒙，有很多人誤認為它是由子宮分泌出來的。其實是卵巢。就算因生病而不得不摘除子宮，只要卵巢還留在體內，就能繼續分泌女性荷爾蒙。

從排卵到懷孕時，體內發生的變化

在了解過子宮和卵巢的基本常識後，接著來了解一下懷孕引發的體內機制。各位大概都知道，男女在性交後，精子遇上卵子，兩相結合後就會懷孕。但是，幾乎很少人會有機會知道，在精子與卵子結合後，子宮和卵巢會發生什麼事。

首先，我們要知道，要懷孕就必須排卵。更重要的一點是，要在排卵的時機點上，遇到精子射精。

通常一次的月經週期中，會有一個卵子被排出。但事實上，每個月會有十幾個卵泡成長，在月經結束時，從成長的卵泡中選出一個成為主要卵泡，此卵泡稱為次級卵母細胞，剩下的將自然消失。有人稱這種機制為「卵子選角會」。次級卵母細胞會朝著排卵目標繼續發育，在下次月經開始的前2週會被排出。

排卵前後性交的話，在陰道內射出的精子，會在子宮或輸卵管內朝著被排出的卵子前進。能抵達卵子附近的精子只有數百個。只有在嚴苛競爭下勝出的精子才能獲得受精機會。

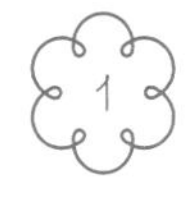

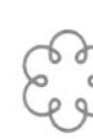

精子與卵子的相遇奇蹟—「受精與著床」

卵子外層被堅硬的膜所包覆，精子必須以本身擁有的酵素發揮作用來突破硬膜，否則無法受精。

在激烈競爭中勝出的數個精子，抵達卵子所在處並圍繞著卵子，開始為破膜而努力。最後，只有一個精子能成功突破細胞膜進入卵子內，達成受精目的。受精完成後，卵子會再度包起硬膜，好似要將其他精子阻擋在外，讓其他精子無法進入。

受精卵在受精後約36小時開始第一次細胞分裂，之後一邊繼續重複細胞分裂過程，一邊慢慢通過輸卵管，向子宮移動。大約1星期後，受精卵會抵達子宮，附著在子宮內膜上，即是所謂的「著床」。

在我們重新認識懷孕的機制後，可以發現到子宮和卵巢蘊藏著強大的力量。妳是不是已經感受到寶寶誕生，或自己能降臨在這世界上，是一種生命的神秘力，也是各種奇蹟所累積而成的結果呢？

◦◦◦ 卵子與精子的相遇奇蹟 ◦◦◦

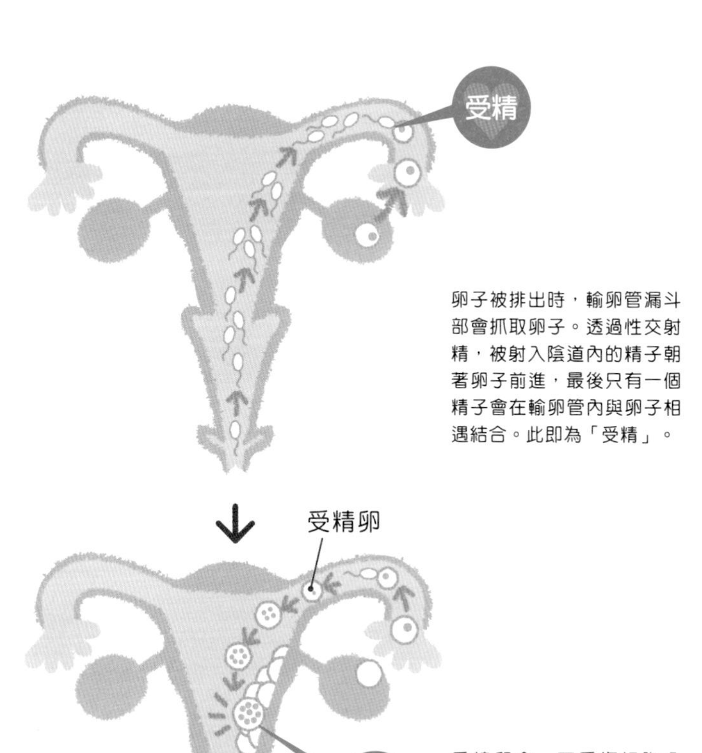

卵子被排出時，輸卵管漏斗部會抓取卵子。透過性交射精，被射入陰道內的精子朝著卵子前進，最後只有一個精子會在輸卵管內與卵子相遇結合。此即為「受精」。

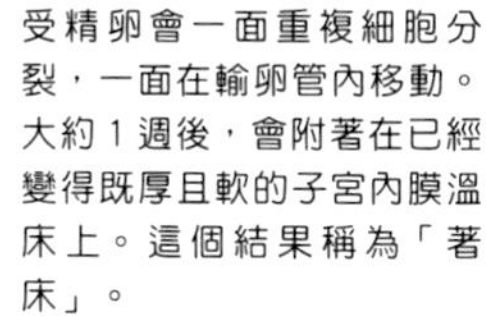

受精卵會一面重複細胞分裂，一面在輸卵管內移動。大約 1 週後，會附著在已經變得既厚且軟的子宮內膜溫床上。這個結果稱為「著床」。

真相與謊言──關於「子宮&卵巢」的坊間傳說

由於「妊娠活動」這個詞彙越來越受關注，因此也有越來越多人對子宮和卵巢感到有興趣，筆者認為這是值得高興的事。可惜的是，在這些談論中摻雜了一些偏見、容易招人誤解的說法和毫無醫學根據的傳聞。在此筆者將整理一些關於子宮和卵巢最常被問到的問題，以及易被誤解的說法。

網路普及後，我們每天都生活在龐大的資訊量中。特別是關於月經和懷孕，對女性來說，是非常敏感的問題，有些人甚至可能會被錯誤資訊搞得暈頭轉向，或者心情大受影響。為了不讓女性們將不必要的壓力強加於自己身上，獲得正確的知識顯然非常重要。

此書中，筆者想要盡量傳達更多對子宮和卵巢有幫助的知識，但如果還是對身體方面的事情感到不放心，或有疑問，比起一個人默默煩惱，建議還是向婦產科的醫生詢問較佳。

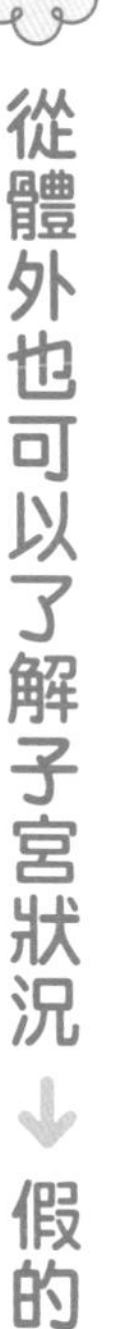

子宮的位置在女性身體深處。懷孕時，隨著胎兒的成長，子宮也會變大，所以從體外大概能知道子宮在哪。但若不是懷孕時期，即使觸摸肚皮，也許還是很難明白「這就是子宮」。月經來潮時，會感覺到子宮收縮時的疼痛（經痛）「就是這裡吧？」此時才會有疼痛位置大約就是子宮所在處的實際概念。

不過，若患有較大顆的子宮肌瘤，有時可從體外觸摸得知。到婦產科檢查時，醫師會單手壓在肚子上，以確認子宮的健康狀態。如果自己從肚子上試著觸壓，有摸到硬塊時，請立刻到婦產科接受檢查。

身體、肌膚、頭髮等肉眼可見的部分若是有異狀，自己就能馬上發現。例如看到皮膚粗糙，自己馬上就能聯想到「要多吃蔬菜」、「睡眠要充足」等對應辦法。但是，子宮有問題時，從體外是很難看到的。關於這一點，請大家要特別注意。

若是察覺到經痛變嚴重、經血顏色和量有異等與平常經期不一樣的狀況時，千萬不要放著不理會，請務必到婦產科諮詢。

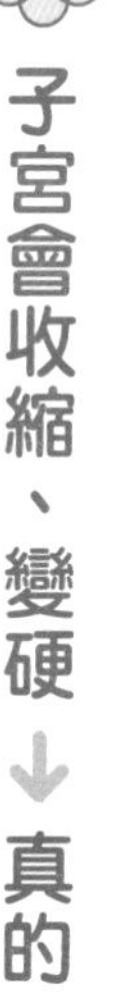

子宮是以名為平滑肌的較厚肌肉所組成。所謂平滑肌，是受自主神經及荷爾蒙分泌的運作所調控的肌肉，無法依照人體的自我意識去掌控。胃壁、腸壁、血管壁等，也是與子宮壁一樣，是由平滑肌所組成。

肌肉這個詞，聽起來給人堅硬、健壯的印象，但子宮壁的肌肉卻是柔軟富彈性的。子宮平常是呈約雞蛋大小，在懷孕時，配合著胎兒的成長，肌肉軟性延伸，完全包覆著胎兒。在孕期結束後，子宮會慢慢回復到原來的大小。子宮就是以這樣伸縮性高且富有彈性的肌肉所構成。

只是，因為同樣是肌肉，也會如肩頸肌肉僵硬一樣，因血液循環不好而變硬。子宮上纏繞著許多血管，以便輸送養分給子宮。一旦子宮上的血管血流不順，子宮就會收縮，進而變硬。

為了不讓子宮變硬，維持血液循環順暢是非常重要的。我們可以從日常生活中做一些促進血液循環的事，如多攝取能讓身體保暖的食物，或者多泡澡等方法。（請參照56頁）

話說回來，並不是住在寒冷地區的人，子宮也會變冷。

人類的身體構造精巧，重要的部位都是有被骨骼好好地保護著，例如頭蓋骨保護腦，肋骨保護心臟等。子宮位在名為骨盆的骨骼中，是身體內部較溫暖的位置，並不會因外在氣溫降低而跟著溫度驟降。關於這點，還請各位不用擔心。

在月經期間，若是覺得腹部較寒，有人會在肚子上貼暖暖包。這並非是溫暖子宮，而是溫暖遍布於子宮上的血管中的血液。這樣想應該比較容易理解。

不過，子宮雖然不會變寒，但身體或腹部受寒的話，會讓全身的血液循環變差。這樣一來，當然子宮周圍的血液循環也會跟著不佳。

為調整子宮狀態，促進血液循環是最重要的事。在「粉紅色子宮計劃」中，筆者希望各位讀者能從平時就能自覺到要過著促進血液循環的生活。我們將在第2章中，具體介紹能促進血液循環的「順手保養法」。

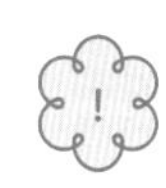

如同內臟脂肪般，子宮上也會附著脂肪 ↓ 假的

筆者有時會收到這樣的疑問：「變胖的話，脂肪也會附著到子宮上嗎？」肝臟上若有脂肪附著，會導致肝臟功能衰退，這種情況稱為脂肪肝。如同脂肪肝，有些人先入為主的認為子宮上若有脂肪附著，會讓子宮無法正常運作。

就像脂肪不會附著到胃和腸上一樣，不論變多胖，也不會有脂肪附著到子宮上。不過，脂肪細胞會對荷爾蒙的運作產生影響，很有可能會因肥胖而造成月經週期混亂，卵巢無法順利排卵，最後導致不易懷孕。還有，就算懷孕了，肥胖也很有可能引發糖尿病或高血壓等併發症狀。脂肪若附著在子宮口周圍時，有時會導致無法順利生產。

月經來潮定期，是因為荷爾蒙的分泌狀態平衡。身體因肥胖而產生過多脂肪時，本來應該各有用途的荷爾蒙就會被脂肪所吸收。

總之，脂肪增加過多時，荷爾蒙會不足，直接影響到月經週期。

在「粉紅色子宮計劃」中，讓月經依照正常循環的週期報到是相當重要的事。我們來檢視一下，看看自己是不是不知節制，過著會讓自己變胖的生活。

□是否攝取過多富含糖分和脂肪的食物？
□是否飲酒過量？
□是否常吃消夜，過著不規律的生活？
□睡眠是否充足？
□運動量是否不足？
□是否會靠大吃大喝消除壓力？

為了每個月的月經能定時報到，也為了將來能順利懷孕，自認是肥胖型，或是超過標準體重和體脂肪的人，建議可以嘗試努力慢慢減少自身的脂肪。

不過，若是採用完全不攝取脂肪和糖分，或是只吃特定種類蔬果的極端減肥法，反而會造成反效果！這樣容易導致子宮失去活力。請各位務必記得，每日的飲食，與身體健康以及造血息息相關。

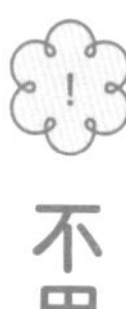

不用在意「子宮年齡」→真的

最近因少子化，許多電視節目及雜誌頻繁地出現「妊娠活動」、「子宮年齡」、「卵子老化」等詞彙。即使是工作忙碌、興趣多樣、還不急著結婚的人，看到這些新聞和文章報導，總覺得來自社會輿論的無形壓力強加身上，有時更會突然感到不安，心想「我的子宮和卵巢會不會有問題？」

有很多人會使用「子宮年齡」這個詞彙，但其實子宮是由肌肉所組成的臟器，並不會有一天突然變老。雖然懷孕比例在37～38歲之後劇降，但並非與子宮老化有直接關係。子宮的老化，是緩慢地進行。打個極端的比方，如果將卵巢和荷爾蒙的作用排除，只論及能否成為胎兒的溫床的話，那麼50歲的子宮也沒問題。但是，只有子宮，是無法促成月經來潮，也無法促成懷孕。

本書中所提到的「子宮年齡」，是將腦中的下視丘和卵巢是否有正常運動、荷爾蒙是否有正常分泌、排卵和月經是否有正常運作等條件列入考慮後設定的基準。

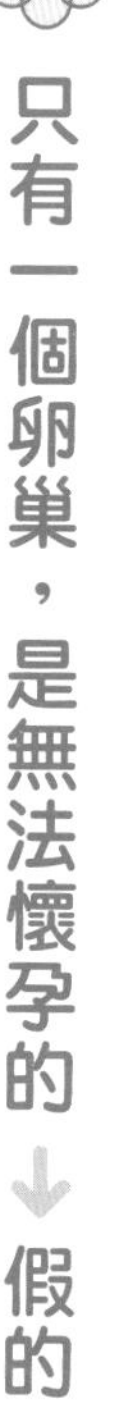

只有一個卵巢，是無法懷孕的↓假的

在讀者中，可能有人曾經因為卵巢囊腫或卵巢癌等疾病而摘除卵巢。卵巢和腎臟一樣左右各有一個，即使單邊卵巢被摘除，只要留下的另一邊卵巢是正常的，還是能夠懷孕。事實上，有很多只有單邊卵巢的女性已經順利地懷孕及生產了。

可能會有人覺得，只有一個卵巢，懷孕機率就會減半，但其實只要存在於體內的那個卵巢是健康的，就不會有這問題發生。這是因為剩下的那個卵巢，會將失去的卵巢的份，加倍運作的結果。排卵和月經也不會因此變成2個月一次，更不會改變懷孕的可能性。

如果萬不得已，必須要摘除剩下的那個卵巢時，只要手術是除去生病的部分，留下卵巢還是健康的部分，這樣還是有可能可以懷孕的。但若是兩邊的卵巢完全被摘除，失去了卵子源頭的卵泡，就無法懷孕了。

有些人會因子宮外孕，必須要切除單邊輸卵管，曾有數據顯示，從輸卵管被切除的那側卵巢所排出的卵子，會被另一側的輸卵管接收。儘管要自然懷孕可能比較困難，但就算只有單邊輸卵管，還是能夠懷孕的。

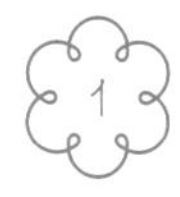

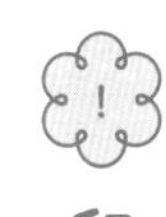

卵子會老化→真的

女性的卵子與每日新造的男性精子不同，是從胎兒時期就已經準備好一生的份量，並非重新製造出的。可能會有人覺得不公平，但這就是女性和男性身體最大的差別。

卵泡數量最多的時期，是在胎兒成長到5～7個月時，此時約有數百萬個。胎兒出生後，已經減少至約100萬個左右。接著，就算什麼事都沒做，每個月還是會持續減少200～300個。到了月經開始的初經時，會剩下約50萬個；到了30歲時，剩下約10萬個；40歲時，減少至約1萬個。

另外，卵泡成為卵子被排出時，會進行細胞分裂。隨著年紀增長，這個過程會進行地越來越不順利，甚至有可能會產生染色體不完全的卵子。這種情況下，較多的結果是無法受精和著床，或者就算懷孕了也容易流產。

當然每個人體質不同，不能一概而論，且過了40歲還能順利懷孕生產的人數也在增加中，但一般來說，年紀越大，越難懷孕。所謂「卵子的老化」，是指形成卵子的細胞減少，以及卵子品質下降這兩件事。

○○○ 卵泡數量的變遷 ○○○

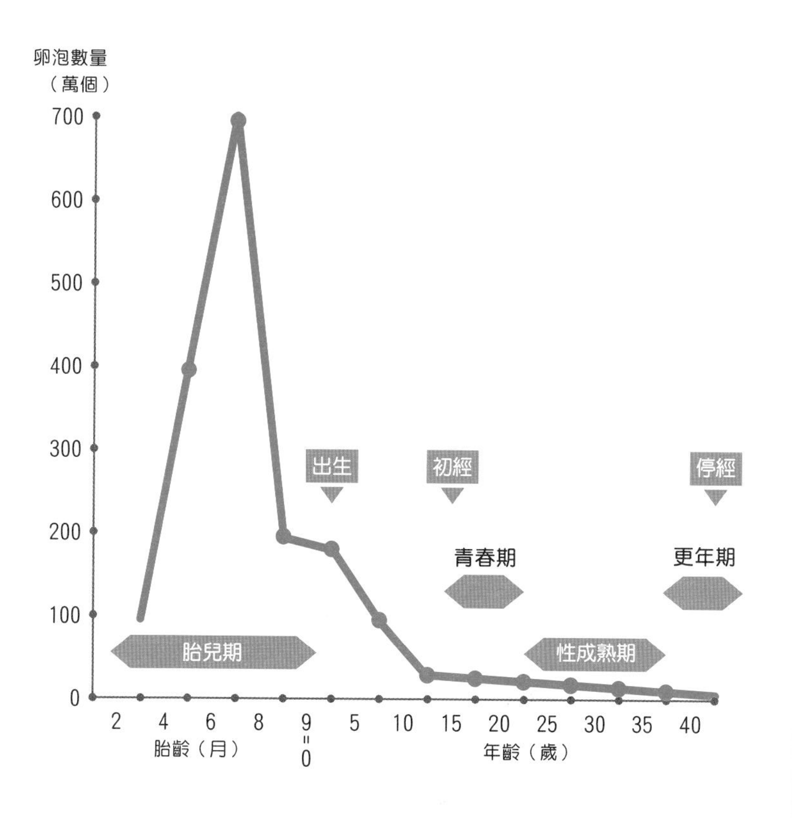

為了每個月排出 1 個卵子，大約有 300 個原始卵泡會被消耗掉。也就是說，1 年會減少數千個原始卵泡。不過，懷孕的極限，並不是單純以原始卵泡的數量來決定。

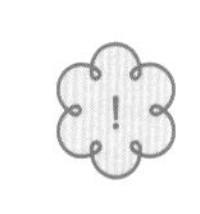

吃避孕藥可延長生產年齡➡假的

在服用避孕藥期間，女性的身體不會排卵，因此有人認為，現在就算還沒有生小孩的計劃，只要吃避孕藥，就可以鎖住卵子，讓懷孕時機延後。

但是即使不排卵，形成卵子的卵泡還是每天會自然消失。不排卵，並不代表卵子被鎖住的機會增加。

服用避孕藥的好處是讓子宮休息，以調整狀態。避孕藥的服用方法，基本上是1個月內吃21天，停7天。在停藥的7天之中，會有微量的月經來潮（消退性出血）。服用避孕藥後，子宮內膜不會增厚，對經期間有經痛或經血量多等煩惱的人來說，是能夠減輕負擔的方法。

每月的排卵和月經，對子宮和卵巢來說，是程度相當重的工作。沒有想要立即懷孕的人可藉由服用避孕藥，減輕月經來訪時的負擔，調整週期，讓子宮為未來懷孕做好準備。但是，避孕藥的種類很多，也會有副作用，建議在詢問過婦產科醫生，獲得完整說明後再服用較佳。

◦◦◦ 避孕藥的優點 ◦◦◦

- 避孕效果。
- 調整月經週期。
- 減少月經出血量，舒緩經痛和經前症候群症狀。
- 長期服用可降低良性乳房疾病、子宮內膜症、子宮體癌和卵巢癌的發生機率。
- 改善青春痘和多毛症。

◦◦◦ 避孕藥的副作用 ◦◦◦

- 輕微噁心、乳房脹痛等。
- 時有不規則的生殖器出血。
- 偶爾會引發血栓或心肌梗塞，但發生機率非常低。

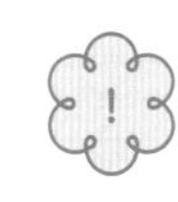

心理因素和子宮卵巢的運作有關連→真的

負責分泌女性荷爾蒙，以及排卵、引發月經來潮的是位在大腦中的下視丘。下視丘是非常敏感的，容易受到壓力等心理層面的影響。

有煩惱，心情差睡不著覺，或者感冒發燒等原因，常常會影響到月經週期的規律。如果只是「偶爾」的不規律還沒關係，但太頻繁的不規律，甚至演變成週期完全亂掉的狀態，還置之不理的話，不只會擾亂荷爾蒙分泌的平衡度，還可能會變成不易懷孕的體質。

我們在社會中求生存，本就難以過著零精神壓力的生活，為了能讓自己至少開朗點，用更寬廣的心過日子，重新審視自己與人的交往方式以及生活方式是很重要的。建議尋找建立讓自己心情開朗、充滿正向能量的興趣和習慣，以達到有效管理自我情緒。

子宮和卵巢正常運作，讓每個月的月經都準時報到，不只是表示身體健康，也是表示心理健康的指標。

i-shikyu Lesson

2

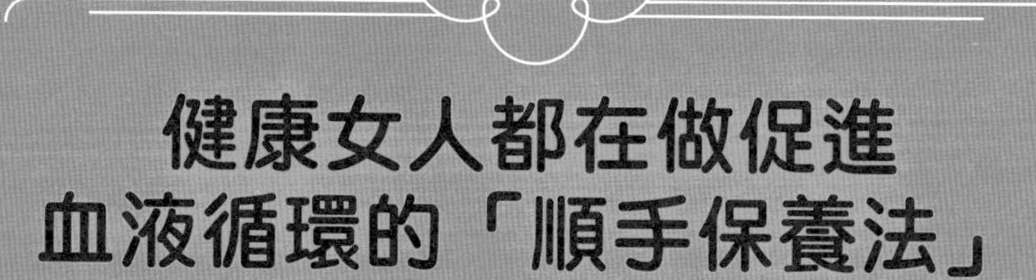

健康女人都在做促進血液循環的「順手保養法」

為了「子宮&卵巢」的健康，讓我們一起提升血液循環力吧！

當妳還是小孩子時，女性長輩或媽媽是否有告訴妳「女孩子的下半身不能受寒」？這句話，可是有其含意的。

要讓子宮和卵巢保持健康，最重要的是擁有良好的血液循環。血液運送新鮮的氧氣、營養、荷爾蒙到子宮和卵巢，血液也會從子宮和卵巢中運出老廢物質，進行新陳代謝，所以子宮和卵巢的健康狀態，可以說是被血流的「順暢度」所左右著。

子宮和卵巢上的血管非常細，只要日常生活裡發生的一點小事，就能影響血流順暢度。不均衡的飲食、運動不足、睡眠不足、手腳冰冷、壓力等原因導致血液循環不順時，子宮和卵巢會失去活力，造成月經不順、經痛、ＰＭＳ（經前症候群）等症狀發生。

另外，卵巢的血流，會隨著年齡增長而減緩。不論怎麼努力，我們還是無法抑止因年紀漸長而發生的卵泡數量減少及卵子品質降低。但是，讓流往子宮和卵巢的血流不減緩，是我們日常生活中唯一「自己能夠辦到的事」。

維持血液循環順暢的重點，在於不讓身體受寒，隨時保持身體溫暖。為能活化內臟運作，身體必須要保持一定的溫度。卵巢也是內臟之一，更是容易因受寒而產生影響的部位，所以我們一定要時時記得以下半身為中心保暖，提高血液循環力。

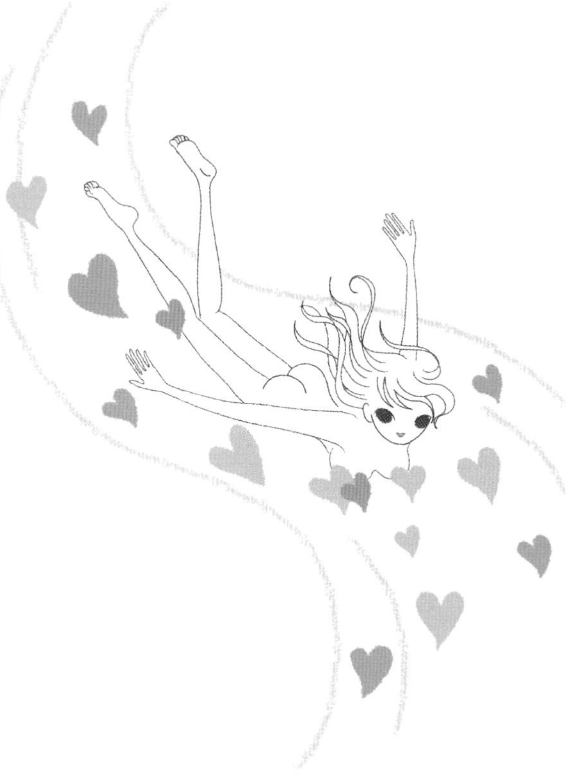

每日順手保養，子宮和卵巢都能充滿活力！

平常沒有運動習慣的人，或是不喜歡運動的人，抑或是一整天以相同姿勢坐在桌前工作的人，可能已經在不知不覺中，讓自己的子宮和卵巢周圍的血液循環惡化。要促進子宮和卵巢週邊的血液循環，最有效的方法就是運動。子宮和卵巢位在身體深處，因此只靠從體外使用暖暖包、熱水袋或護腹帶，其實很難使其充分獲得溫暖。運動可使肌肉產生熱能，讓身體由內至外感到溫暖。

這裡要介紹幾個對促進血液循環有顯著效果的運動及穴道按摩。這些方法，對即使不喜歡運動，或忙碌的人來說都能簡單完成，因此請不用擔心。將一邊看電視，或一邊做家事就可做到的「順手保養法」變成每日必做的習慣，讓血液能充分運送到子宮和卵巢吧！做完運動後，不只是身體，連心情也會變得輕鬆且正向，建議妳也可用在消除壓力上唷！

促進卵巢周圍血液循環的「順手保養法」要點

1

任何時候想做就做

持續運動的秘訣，就是將運動變成習慣。在家中、辦公室裡，只要想做，任何時候都可以做，因此讓我們一起將「順手保養法」融入生活中吧！最理想的目標，就是「等到我意識到時，才發現原來我已經每天一邊看電視，一邊在做子宮和卵巢的保養了！」

2

運動時，必須確實的吸吐氣

做相同動作時，閉氣下運動身體，和一邊深呼吸一邊運動的效果是不大相同的！深深吸入空氣再吐出的腹式呼吸法，對溫暖身體、促進血液循環非常有幫助。記得要一面慢慢做腹式呼吸，一面運動哦！

3

可消解壓力

壓力會讓全身肌肉緊張，減緩血液循環，這樣一來，輸送到子宮和卵巢的血液量也會減少。可以輕輕鬆鬆持續做的「順手保養法」，也有緩解壓力、改善血液循環差的效果。

躺在床上轉動髖關節

這是個在睡前或早上起床時，在床上即可做的動作。保持仰躺的姿勢，如同在攪動空氣般，腳從大腿根部轉動（請想像成仰躺做蛙式泳法的腳部動作）。這動作可放鬆髖關節，促進其周圍的血液循環。

左右腳中，若有一邊容易轉動，一邊轉起來卡卡的話，不容易轉動的那側骨盆很有可能已經變形歪斜。子宮和卵巢是重要的器官，被骨盆保護在其中。但是，骨盆一旦變形，會壓迫到大血管，導致子宮和卵巢周圍的血液循環惡化。此外，也會讓骨盆周圍的肌肉繃緊，血液流動變差，形成惡性循環。

調整骨盆的方法有很多種，其中任何人都可做到的最簡單方法，就是轉動髖關節。

說要「轉動髖關節」時，沒有做過的人可能一時之間很難理解，其實髖關節可以靠自己就能轉動。骨盆和髖關節是連在一起的，因此放鬆髖關節後，就能調整好骨盆位置，促進子宮和卵巢的血液流通。

左右
各10次

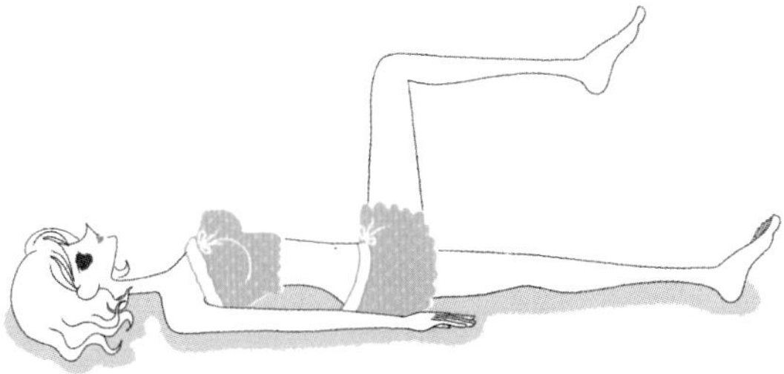

1 仰躺後，單腳舉高，
膝蓋彎曲 90 度。

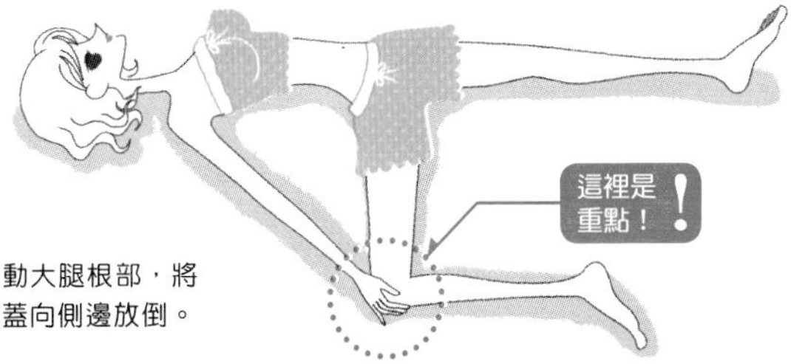

這裡是
重點！

2 轉動大腿根部，將
膝蓋向側邊放倒。

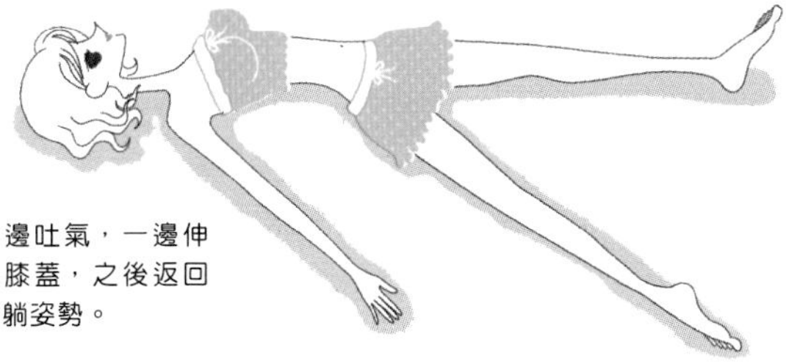

3 一邊吐氣，一邊伸
展膝蓋，之後返回
仰躺姿勢。

一邊做家事，一邊轉動腰部

在做家事時，如曬衣服或用吸塵器打掃家裡，順便能做到的運動，就是「轉動腰部」。這是個利用類似搖呼拉圈的方式，只需要轉動腰部的簡單動作，就能矯正變形的骨盆，促進子宮和卵巢的血液循環。

持續做這動作的話，還可以鍛鍊到身體的體幹（深層肌肉），練出美麗的腰線與臀形，可得到令人開心的效果。

習慣轉動腰部的動作以後，可以試著搭配穴道按摩。

在此要推薦大家可多按摩「腎俞穴」。在中醫裡，多按摩此穴位可促進精氣及血液循環，提高生殖功能，並能緩解因身體受寒而帶來的經痛及月經不順。

另外，按摩腎俞穴，不只是對女性有良好效果，對有ＥＤ（＊譯註）及早洩等生殖器官方面煩惱的男性也有很大幫助。

腎俞穴的位置，是在脊椎的中心（約與腰同高）起往外約2指處。轉動腰部再加上按摩腎俞穴，能達到相乘的效果，讓子宮和卵巢都活化起來。

＊譯註：勃起功能障礙

左右方向，
從轉動較順的方向轉
10 次
從轉動較不順的方向轉
5 次

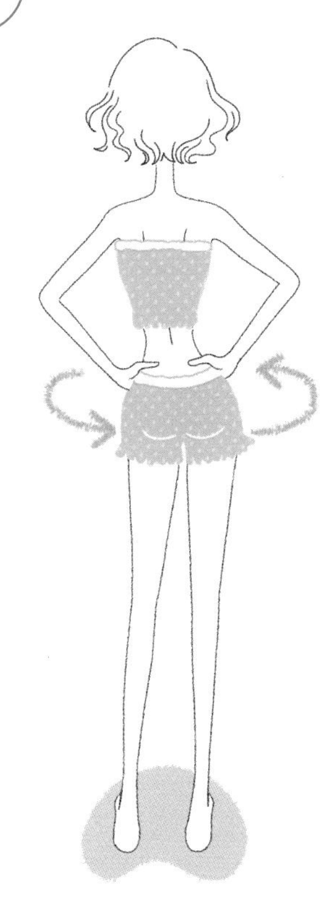

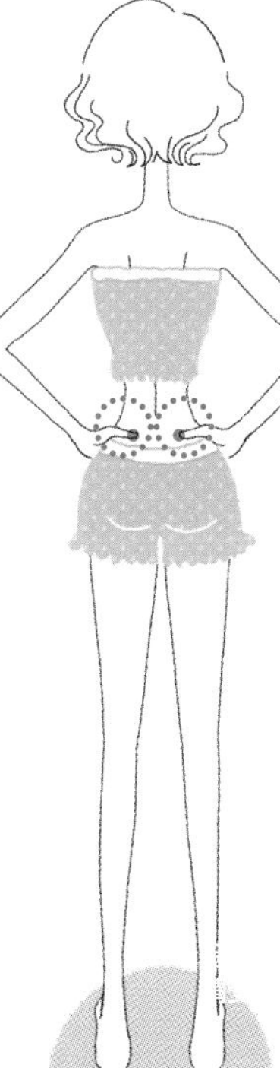

腎俞穴

在背部找到和肚臍同一高度對應的點，此為脊椎中心，由此點往外約 2 指寬處。

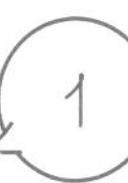

1 挺胸，雙腳微微張開站立。雙手抓住腰部，用大拇指按壓腎俞穴。

2 接著，按住腎俞穴，轉動腰部。肚臍保持朝前的方向，只轉動骨盆。

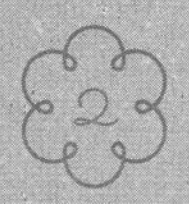

順手保養法 3

一邊刷牙，一邊做V字提腳運動

這是每天早上刷牙時，或是搭公車、電車去上班上學的途中都可做的運動。動作非常簡單。為了要提高腳跟，自然地會在下腹部施力，呈現屁股夾緊的姿勢，這樣一來，可促進子宮和卵巢的血液循環。

我們踮起腳尖時，重心會不穩，上半身容易搖晃。踮起腳尖，保持腳跟提高的姿勢，在這動作下，我們會試著保持平衡，好讓自己能穩穩站立，因此可鍛鍊到身體中心的深層肌肉（體幹）。體幹受到鍛鍊以後，會增加消耗體內的能量，基礎代謝量也跟著提高。持續做這運動的話，可養成易瘦體質。

左右兩腳的腳跟確實靠攏，從腳跟、膝蓋到大腿，以身體中心為準，向上立起。保持這個姿勢，好像要將聚集到身體中心的力量往上拉一般，挺起胸背。不過，最重要的不是要讓腳尖越踮越高，而是不要讓兩腳跟分開。請想像成頭頂有根鐵絲吊著身體那般，還有請注意，做這動作時，盡量不要讓上半身一直搖晃。

每次3秒
X
10次

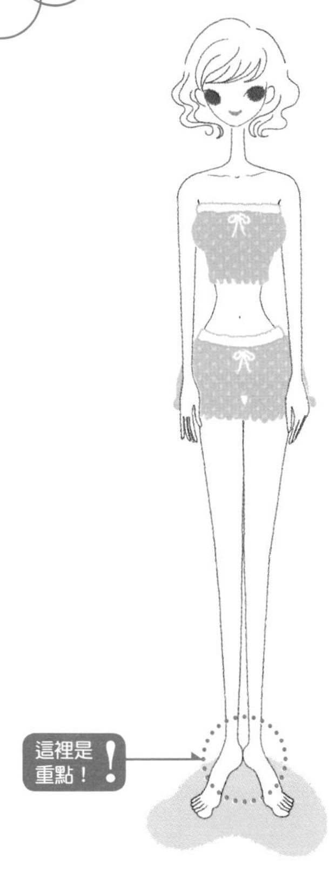

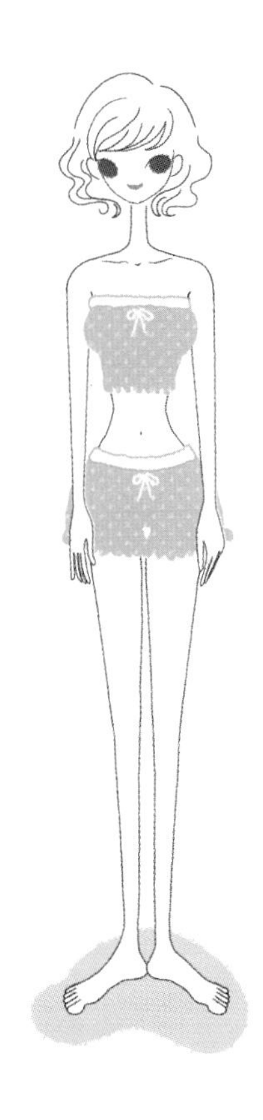

左右腳跟靠攏，腳尖打開呈V字型，胸背挺直站立。注意！千萬不可以駝背，或身體往前傾。

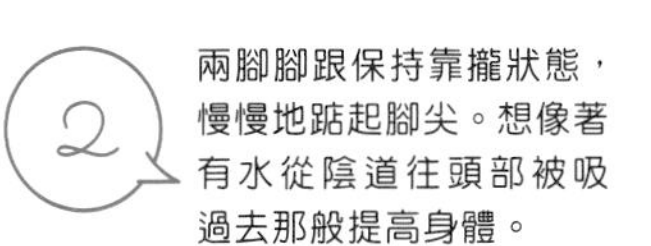

兩腳腳跟保持靠攏狀態，慢慢地踮起腳尖。想像著有水從陰道往頭部被吸過去那般提高身體。

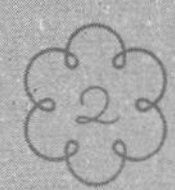

順手保養法 4

一邊看電視，一邊做骨盆運動

這是個可以鍛鍊到支撐骨盆的重要臀部肌肉，特別是中臀肌的動作。躺在床上或沙發上看電視時，也順便一起來調整骨盆，促進子宮和卵巢的血液循環吧！

可能有人會懷疑，只是開合雙膝，就對調整骨盆有效嗎？實際做這動作看看，你會意外發現，其實還蠻吃力的。

這個動作的重點在於不可以擺動搖晃骨盆，所以並非讓膝蓋越開越大。骨盆與髖關節相連，因此只要有一邊的膝蓋很難張開，或是張開時腳會發抖，可能就表示骨盆已經變形了。為能穩穩地支撐骨盆，鍛鍊骨盆周圍的肌肉，特別是臀部肌肉就顯得非常重要。

對女性來說，擁有緊緻臀型是相當迷人的。想要保有看起來年輕美麗的臀型，就把這個運動變成日常習慣吧！

左右
各 10 次

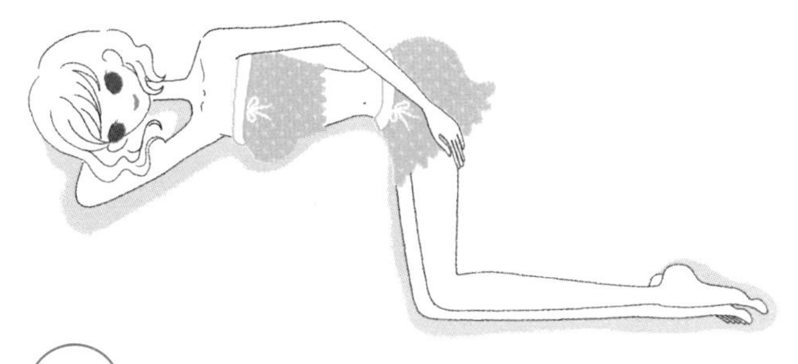

1

以躺著看電視的姿勢，讓身體側臥。單手放在頭部下以便支撐，兩膝彎曲呈 90 度。

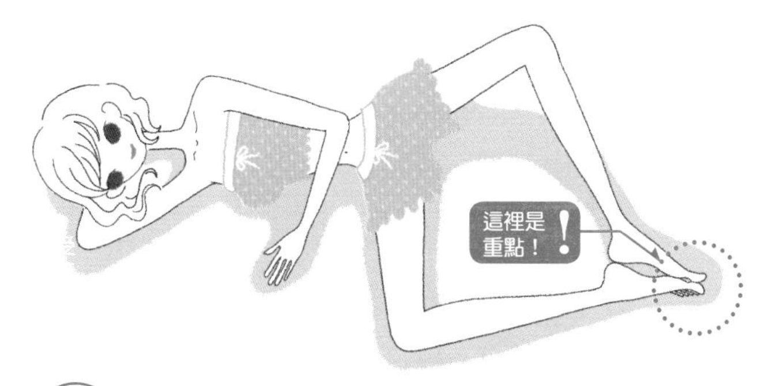

2

吸氣後準備。一邊吐氣，一邊打開上方的膝蓋（不需要勉強過度張開）。接著一邊吸氣，一邊讓膝蓋回到原位。

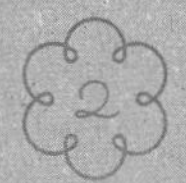

一邊聽音樂，一邊做陰道訓練操

近來，能緊實陰道的「陰道訓練」造成話題，到處可見相關書籍和專用道具在販售。所謂陰道訓練，是指鍛鍊位在陰道周圍的骨盆底肌肉。鍛鍊此部分的肌肉，可促進骨盆內及女性生殖器周圍的血液循環，增強性愛時的快感，也可改善生產後的漏尿症狀。陰道訓練對子宮和卵巢來說，也是好處多多。在此介紹可以在放鬆休息的時間裡，一邊聽著喜歡的音樂或廣播，一邊做的簡單陰道訓練操。

將毛巾夾在兩膝間，身體抬起呈橋狀後保持不動，這時肛門及陰道周圍的肌肉會自然施力，可以容易感覺到「陰道正在縮緊」。

常有人會說這動作和「中斷小便」的感覺一樣。真的中斷小便可能會引發膀胱炎，所以不建議大家在小便時做這種訓練。做陰道訓練操時，想像有水從陰道往上被吸入，請試著讓陰道口由內往上用力。

每次維持 5 秒
×
10 次

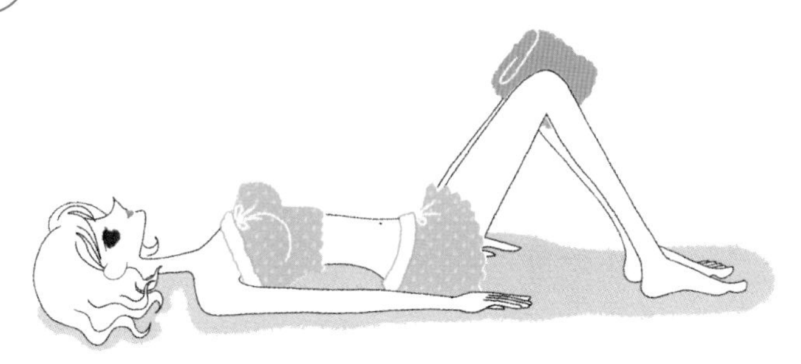

1

仰躺立起雙膝，在雙膝間夾住捲成筒狀的毛巾（也可以用小墊子）。雙手手掌與雙腳腳底緊貼地面。吸氣準備。

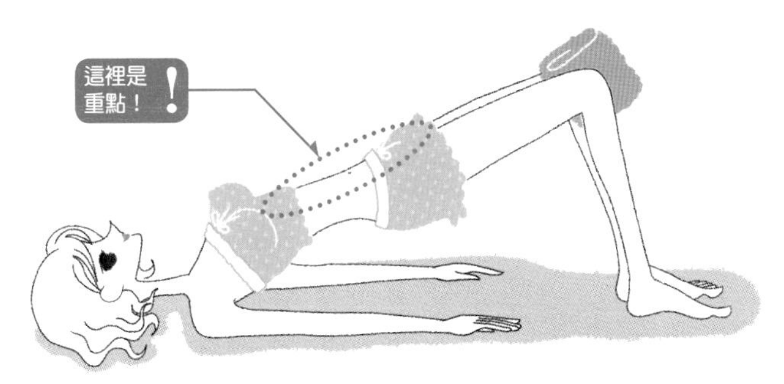

2

一邊吐氣，一邊想像有水從陰道往上被吸入般抬高腰部。從胸部到膝蓋保持一直線的狀態。維持 5 秒後，一邊吸氣，一邊慢慢地回到步驟 1 的姿勢。

順手保養法 6

一邊洗澡，一邊按摩穴道

不論每天過得如何忙碌，在一天要結束時，每個人應該都會洗澡。在洗澡時間裡，讓我們一邊洗澡，一邊按摩穴道，保養子宮和卵巢吧！

這裡要告訴所有女性記下來絕對有幫助的兩個穴道。

第一個是「三陰交」。在中醫裡，一般認為和子宮相關，所以又稱「女三里」、「婦人三里」，是和女性身體有極深關係的穴位。另一個是「血海穴」。如同其名，是控制血流的穴位。按壓此穴，可保持女性荷爾蒙的分泌平衡，以及改善手腳冰冷、肩膀酸痛等症狀。按摩三陰交及血海穴，對月經不順、經痛、各種更年期症狀等所有婦科煩惱，可達到一定程度的改善效果。

每個人身體穴道的位置可能會有些微不同，取穴時，可參考下一頁圖示，按壓穴位周邊以尋找正確位置。按到覺得有痠痛感，或者覺得有突起的硬塊，那就是妳的正確穴位了。按壓穴道時，每次維持5～10秒，力道保持「有點痛，但覺得很舒服」的程度。

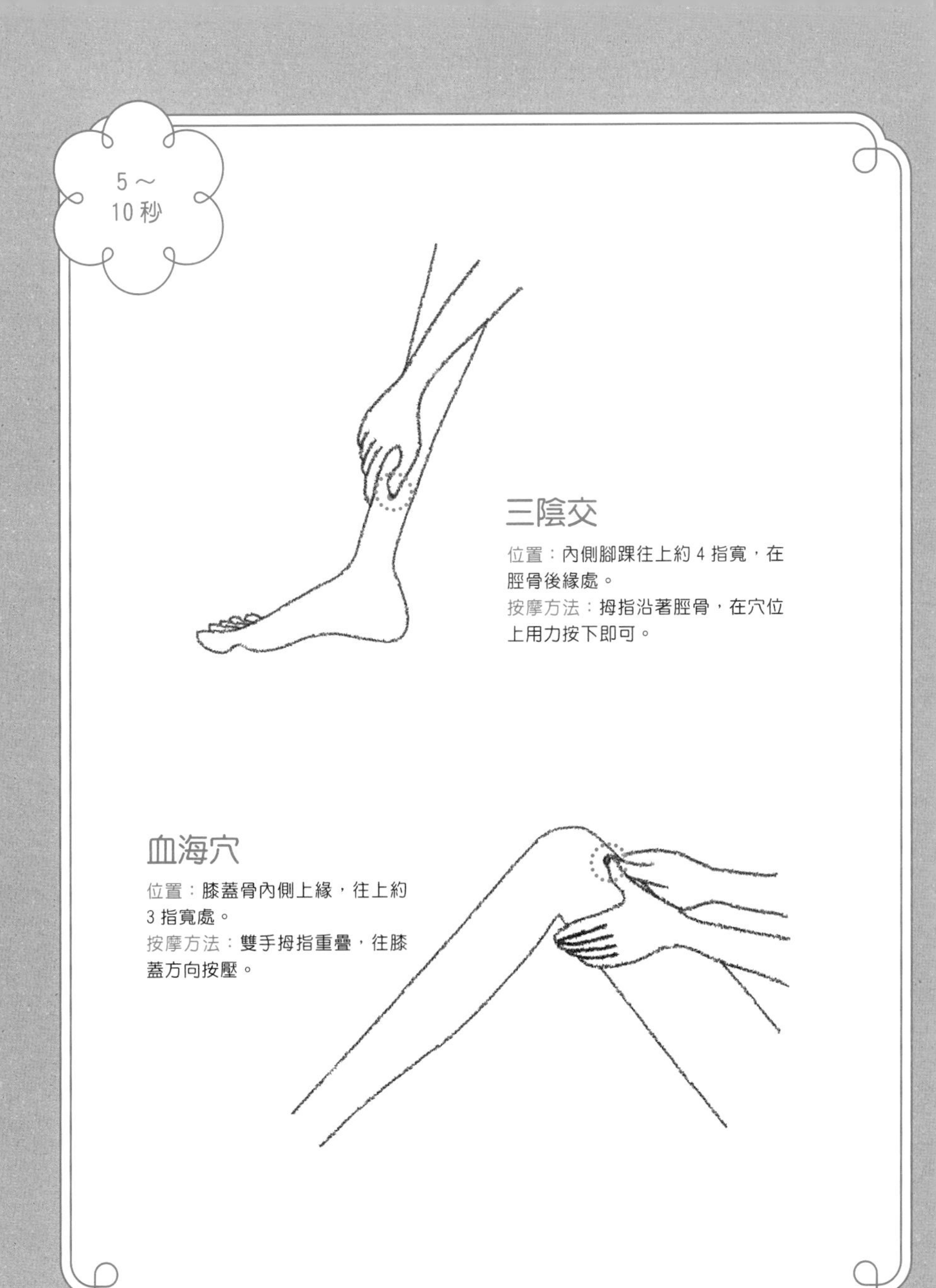

三陰交

位置：內側腳踝往上約 4 指寬，在脛骨後緣處。
按摩方法：拇指沿著脛骨，在穴位上用力按下即可。

血海穴

位置：膝蓋骨內側上緣，往上約 3 指寬處。
按摩方法：雙手拇指重疊，往膝蓋方向按壓。

◦◦◦ 採用能讓身體溫暖的生活方式！◦◦◦

為能促進子宮和卵巢的血液循環，最重要的事就是盡量避免讓身體受寒，隨時讓身體能夠保暖。請按照以下列舉的生活須知重點，將「過著溫暖身體的生活」成為妳的日常習慣吧！

均衡飲食

均衡攝取當季食材，特別是含有能造血的鐵質、產生熱量的良質蛋白質、促進新陳代謝的維生素 B 群的食物一定要多食用。請避免採用完全不吃含糖分食物等的偏激減肥法或飲食療法。

規律正常的生活

晚上不熬夜，早上不賴床，盡量每天在同樣時間睡覺、起床，並且確實地吃三餐。體內的生理時鐘調整好，自律神經就能安定，卵巢也能健康地運作。

沐浴 & 睡眠

一直到深夜都還沉迷在看電視或玩手機的話，身體就無法進入放鬆模式，血液循環也會跟著惡化。請盡量在午夜 12 點前入睡。沐浴時，也不要只是沖洗身體，最好能泡個澡。

控制壓力

過度累積壓力的話，控制體溫的自律神經會失調，身體容易變得冰冷。請為自己安排放鬆時間，如做芳療或泡澡等。

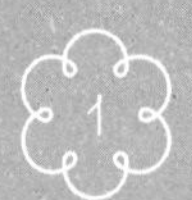

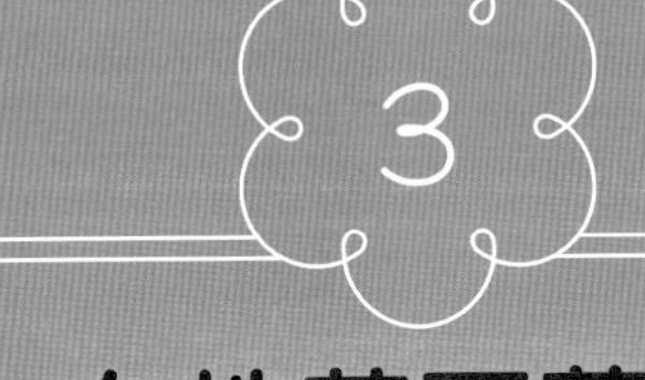

女性荷爾蒙與
女性身體的私房話

女性荷爾蒙是增進女人味的「關鍵因子」

女性荷爾蒙，是與女人的美容和健康無法分開的重要存在。與時尚、節食、化妝一樣，女性荷爾蒙也是能變美的關鍵，近年更是備受矚目。

正常分泌的女性荷爾蒙，不只是與每個月的排卵和月經、懷孕和生產相關，更是肌膚、毛髮、骨骼等關乎女性整體健康的重要支柱。而且不只對身體，對精神層面也有很大的影響。

只要一點點，就有超大影響力的女性荷爾蒙

女性荷爾蒙，是打造女人柔軟、帶點圓潤的身體韻味曲線，以及嬌嫩肌膚、豐澤頭髮等所謂「女人味」所不可缺的要素。當然，對「粉紅色子宮計劃」來說，也是非常重要的一環。

那麼，女性荷爾蒙到底是什麼東西呢？

不只是女性荷爾蒙，所有的荷爾蒙，只要極少量，都會對身體帶來很大的影響。有時看到廣告宣傳單上印著「提升女性荷爾蒙！」或「迅速增加女性荷爾蒙！」，腦海會浮現體內有液體狀物質源源不絕流出的畫面。事實上，一次的月經週期內，身體分泌出的女性荷爾蒙，只有約1毫升血液的1兆分之1公克（pg）那樣稀少的量。

女性荷爾蒙的微量變化，就能對女性身體產生極大影響。女性荷爾蒙是非常敏感的物質，些微的增減能引發月經不順，或是停止排卵和月經來潮。

很多人往往認為，女性荷爾蒙越多就會越有女人味，外在會越漂亮，但其實多並不代表是好事。

例如屬於女性荷爾蒙之一的雌激素，若是分泌過多時，會提高罹患乳癌和子宮頸癌的風險，還有造成子宮肌瘤和子宮內膜症惡化。

總而言之，荷爾蒙重要的不是量，而是是否能分泌平衡。希望各位讀者能謹記這一點。

主掌女人一生的女性荷爾蒙

在我們體內運作的荷爾蒙有50種以上，其中被稱為女性荷爾蒙的是雌激素（卵泡荷爾蒙）和黃體激素（黃體荷爾蒙）兩種。

女人的一生，可大致區分為幼兒期、青春期、性成熟期、更年期及老年期5個階段。每個階段都會受到女性荷爾蒙的影響。

●**幼兒期・兒童期（0～8歲左右）**⋯是誕生於這個世界、身體成長的時期。

●**青春期（8～18歲左右）**⋯女性荷爾蒙的分泌量漸增。從初經來潮開始，到月經週期穩定為止的期間，稱為青春期。

●**性成熟期（18～45歲左右）**⋯女性荷爾蒙的運作越趨活潑，是調整身體以便懷孕生產的時期。女性荷爾蒙的分泌量在30歲左右達到頂峰，之後會開始下降。

●**更年期（45～55歲左右）**⋯女性荷爾蒙的分泌量漸減，卵巢的運作也開始衰退，最後會停經。

●**老年期（55～75歲左右）**⋯停經以後，女性荷爾蒙中的雌激素分泌量會急速減少。罹患生活習慣病的風險也會逐漸增加。

女人的一生與女性荷爾蒙分泌量之變化

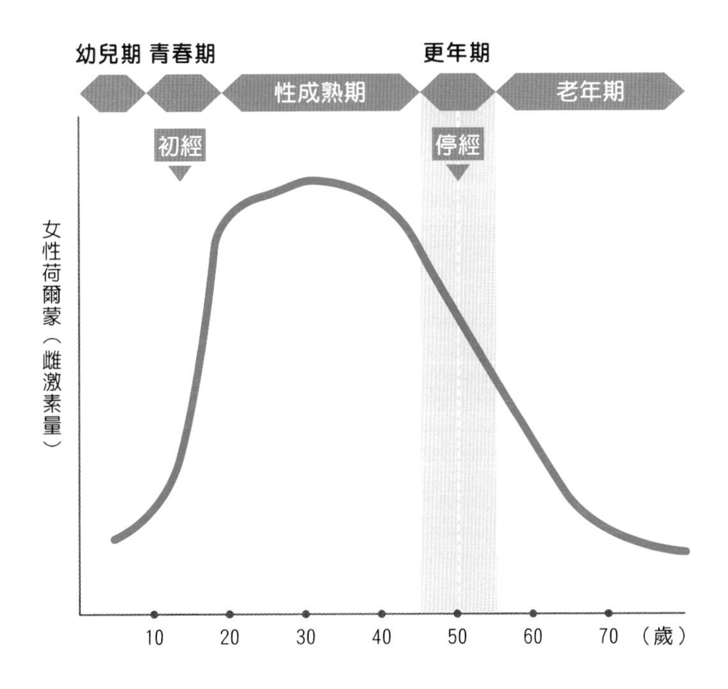

進入青春期後，大約是在要迎接初經來潮時起，體內會開始製造雌激素，讓女性身體準備好能懷孕、生產和哺乳，雌激素的分泌量在約 15 歲之後開始增加，30 歲左右達到頂峰。50 歲左右開始，分泌量則會慢慢減少。

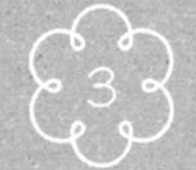

連結新生命的女性月經週期

每個月裡，女性荷爾蒙的分泌有著很大的變化。這種變化，是與懷孕和生產有很深的關係，且每種變化都有其意義。

例如，從月經到排卵之間的「卵泡期」，是雌激素增加分泌的時期。雌激素有潤澤肌膚、活化腦部的作用，因此在這時期的女性身體和心理方面，都是最佳的狀態，可以說是吸引男性的「魅力期」。

接著到訪的是排卵期。此時，陰道會增加分泌較黏滑且透明的分泌物，以利於行房時男性的生殖器插入，並較易留住大部分精子。

排卵後的「黃體期」則是黃體激素增加的時期。這時，身體易有水腫、便秘、肌膚粗糙和情緒焦躁不安的不適感。這是個會讓人感到些微鬱悶的時期，但也是讓身體做好迎接胎兒來臨的準備期。如果沒有懷上孕，雌激素和黃體激素的分泌量就會減少，然後進入下一次的月經週期。

即使心裡認為「現在還沒有結婚的打算」或「還不確定將來要不要生小孩」，女性體內的生理規律還是會調整至讓胎兒進住、創造新生命的狀態。讓我們一同來了解自己的體內生理時鐘，和自己的身體當好朋友吧！

雌激素與黃體激素在一個月中的變化

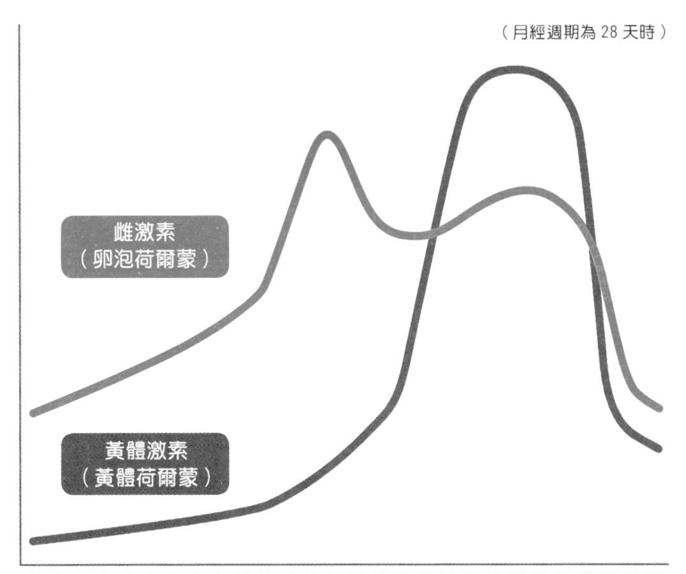

約從月經結束時開始，直到排卵日前，雌激素會大量分泌，讓肌膚顯得較緊緻，頭髮散發光澤。排卵後，黃體激素的分泌量增加，子宮內膜增厚，做好較易讓受精卵著床的準備。如果沒有受精成功，會進入下一次的月經週期，子宮內膜會剝落，隨經血排出。

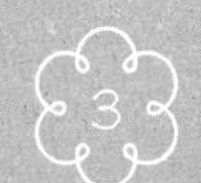

女性荷爾蒙不是從子宮分泌出來的！

似乎有很多人認為女性荷爾蒙是從子宮分泌出來的。子宮是由肌肉所組成的袋狀體，並不具有分泌荷爾蒙的功能。女性荷爾蒙是由卵巢分泌，而控管分泌的，則是大腦中的下視丘。

從大腦到卵巢，影響荷爾蒙分泌的連動機制

下視丘會經常檢查血液中的荷爾蒙量，以便分泌性腺刺激素釋放激素（GnRH）。接收到分泌指令後，腦下垂體內的性腺刺激素細胞分泌卵泡刺激素（FSH）及黃體化激素（LH），並向卵巢發出分泌荷爾蒙的指令。卵巢接受到指令後，就會分泌雌激素和黃體激素。

腦中的下視丘，是最容易受到睡眠不足、生活不規律、過度減肥等壓力影響的部分，所以請妳仔細檢視自己，是否過著讓荷爾蒙正常分泌的生活呢？

分泌女性荷爾蒙的完美團隊合作

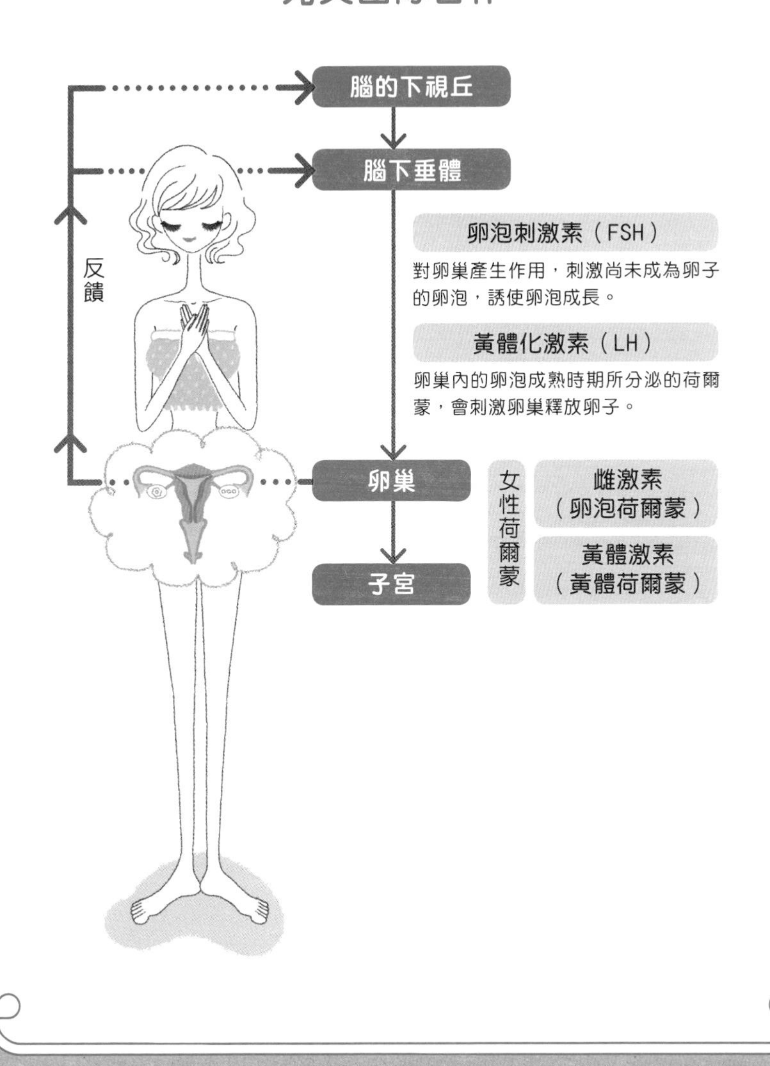

女性荷爾蒙之中，雌激素對我們身體產生很多讓人感到幸福的作用，幾乎可說它是美人荷爾蒙或漂亮荷爾蒙。

例如，雌激素有促進膠原蛋白生成，保持細胞水嫩的作用，因此可讓我們的肌膚和頭髮潤澤發亮。還有，它可活化新陳代謝，抑制膽固醇的吸收。

排卵前，雌激素的分泌量增加，此時注意力集中度提高，身心都是絕佳狀態，若是做肌膚保養和運動，會較容易顯現效果。

另一個女性荷爾蒙－黃體激素的主要任務，是維持住懷孕狀態。若確定懷孕了，一直到寶寶出生前，黃體激素會持續分泌。黃體激素雖然在懷孕期間不可或缺，但如果不是孕期，卻分泌過多時，有可能會出現肌膚乾燥或心情浮躁等讓人不快的不適症狀。

為保子宮和卵巢的健康，雌激素和黃體激素兩方必須均衡分泌。下一頁中，將會整理與排卵、月經、懷孕生產相關的主要荷爾蒙一覽表，供讀者參考。

與「子宮 & 卵巢」相關的荷爾蒙種類及作用

主要作用	分泌場所
雌激素（卵泡荷爾蒙）	
● 促使排卵 ● 增進乳房和子宮的成長 ● 調整自律神經 ● 維持骨質密度 ● 減少血中膽固醇 ● 活化腦細胞	卵巢
黃體激素（黃體荷爾蒙）	
● 使子宮內膜增厚，讓受精卵易於著床 ● 穩定懷孕期間的胎盤狀態 ● 使基礎體溫升高	卵巢
性腺刺激素釋放激素（GnRH）	
● 誘促卵泡刺激素和黃體化激素分泌	腦（下視丘）
卵泡刺激素（FSH）	
● 促使卵泡成熟 ● 誘促雌激素分泌	腦（腦下垂體）
黃體化激素（LH）	
● 引發排卵 ● 誘促黃體激素分泌	腦（腦下垂體）
催產素（OT）	
● 收縮子宮，加速分娩 ● 幫助母乳分泌	腦（腦下垂體）
泌乳刺激素（PRL）	
● 促進母乳分泌	腦（腦下垂體）

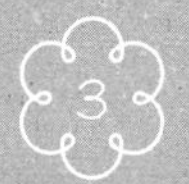

注意！
這些是會破壞女性荷爾蒙平衡的生活習慣

荷爾蒙正常分泌時，不只可以讓子宮和卵巢的狀態變好，還可擁有美肌、美髮等多種魅力好處。不過，要能使女性荷爾蒙正常分泌，首先最重要的就是每日規律的飲食、睡眠、運動和心靈保持平和。現在，讓我們來檢視一下自己的每日生活習慣。下表中，若是符合自己現況的項目越多，就越要時時提醒自己，該改善自我生活習慣囉！

□ 不規律的飲食，且常吃外食或便利商店的便當。

□ 即使已經吃飽了，還是吃不停，往往會吃太飽。

□ 正在實行控制飲食的減肥法。

□ 有抽菸習慣。

□ 幾乎天天喝酒。

□ 上網、看電視直到半夜。

□ 休假時，常常會睡到中午。

□ 洗澡時，常常沖完澡就結束。

□ 喜歡穿緊身衣褲或薄衫。

□ 有頭痛、肩膀酸痛和腰痛的煩惱。

□ 常常久坐在桌前工作，沒有運動習慣。

4

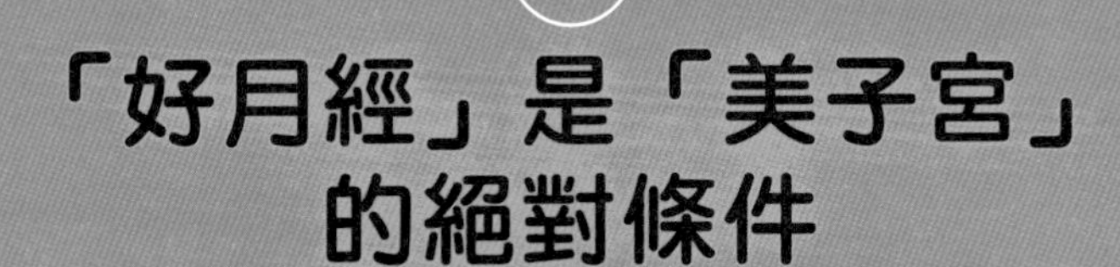

「好月經」是「美子宮」的絕對條件

「好月經」是子宮力與健康的指標

月經一來，腰和肚子就痛，身體也覺得疲累，什麼事情都不想做，甚至有人的經痛症狀已經嚴重到影響日常生活和工作了。

另外，月經來訪前的1～2週，會有煩躁不安、腹痛、想睡覺、頭痛等各種不適的情況，稱之為PMS（Premenstrual Syndrome，經前症候群）。雖然PMS在月經開始後，會自然地消失，但在這期間，有的人可能會因此精神不穩定，一點小事就暴怒易躁，或者陷入憂鬱情緒中。

每月報到的月經機制

子宮內側是由子宮內膜所覆蓋。配合月經週期，內膜會漸漸增厚，在月經要來前，會增厚到約1公分左右。月經開始後，子宮內膜會剝落，隨著經血一起排出體外。

每次月經結束後，子宮內膜的基底層會再生新的組織，讓內膜增厚。子宮內膜因月經而剝落，排出體外，接著再生，如此的每月循環，均是依靠女性荷爾蒙才能完成。這個循環如果順利進行，就是女性荷爾蒙正常運作的最佳證據。

從月經可以了解子宮和卵巢的狀況

對有經痛或苦惱於ＰＭＳ的人來說，月經的存在可能會讓人感到厭煩：「啊～這個月又來了～」可是，我們無法用肉眼確認女性荷爾蒙分泌的情形，或是知道卵巢是否有正常運作，是否有排卵。

其實，能自我簡單確認這些事情的方法，就是每個月的月經。事實上，最理想的方式是和基礎體溫（92～97頁）一起檢視，但此處我們先來關注一下自己的月經吧！下頁起，將會介紹應該檢查月經的哪個部分，以及從那部分之中，可以獲得怎樣的資訊。

你的月經是「好月經」嗎？自我檢查一下吧！

以月經開始的那一天做為第一天，到下一次月經開始的前一天為止，這期間稱為「月經週期」或「月經循環」。每個人的月經週期長短不一定相同，一般大約25～38天屬正常值範圍。

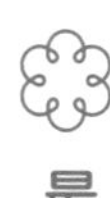

最重要的是「規律性」

一般認為最理想的月經週期是28天，但其實不用一定要準確的28天，只要有規律性的循環就可以了。月經週期會因睡眠不足、壓力、感冒等些微身體不適而受到影響。如果週期提早或延遲2～3天，還不會成為大問題。最好能將自己的月經週期記錄在筆記本或日曆上。最近有不少可預測排卵日和下次月經來潮日的網站和手機應用程式出現。人類的身體是非常敏感的，不一定能照著電腦預測的結果方向走，不過對於怕麻煩的人來說，這些是非常方便的使用工具，所以也可以將其當作一個參考的標準。

○○○ 月經 CHECK！ ......part1 ○○○

月經週期短

正常的月經週期為 25 ～ 28 天，若週期是 20 天以下，或一個月來 2 次月經，則可說是月經週期短，稱為「月經頻發」。月經頻發的情況，又可分為有排卵和無排卵兩種。有排卵的情況是因為荷爾蒙失調；無排卵的情況則是因為卵子未釋出。

月經週期長

每次月經間隔 39 天以上或週期更長者，稱為「月經稀發」。這種情況，一般認為是卵巢沒有充分運作，導致女性荷爾蒙沒有正常分泌。明明是離更年期還很久的年紀，月經週期卻總是間隔很長的話，建議找專家檢查荷爾蒙的分泌狀況和有無排卵。

月經週期不一定

月經週期忽長忽短，這種週期不安定的情況發生時，有可能是女性荷爾蒙失調所引起。

沒有月經來潮

初經來潮算起已經超過 5 年，且尚未達到更年期的年齡下，若超過 60 天以上未有月經來潮的話，就要注意了。這種情況稱為「無月經」，很有可能是卵巢的運作能力極弱。建議盡快到婦產科求診。

自我檢視多次的月經週期後，若有上述任一情況發生，建議向婦產科醫生諮詢。

檢查「量」與「長度」

檢測是不是屬於「好月經」的另一重點，是月經的出血量及經期的長度。不過，這一方面的個人差異較大，因此不需要對此過於執著，將其當作一個參考依據即可。

一般來說，一次的經期大約會持續3～7天，在第2～3天的出血量會達到頂峰，之後漸減。如果經期持續超過一星期以上，或是出血量少，以致經期在3天內就結束的情況，很有可能是身體內發生某種原因所導致的。

月經出血量大約為50～180克，但我們很難去測量出血量，對吧？較簡易的檢測法是衛生棉。量多日中，如果每2小時更換一次量多型衛生棉的話，這樣就可說是正常。

「用了夜用型衛生棉，結果還是會漏出沾到內褲或床單」、「白天用的衛生棉，不到1小時就滿了」、「出血量多到有貧血症狀了」、「過了第2～3天，經血還是很多」等等狀況發生時，有可能身體內潛藏著婦科疾病。

關於月經出血量及經期長短的問題，可分成下頁中的幾個種類。

○○○ 月經 CHECK ！ ......part2 ○○○

經期過長

經期綿延超過 8 天以上時，即稱為「經期過長」。可能是荷爾蒙分泌失調或有子宮方面的疾病。也有可能是腦下視丘、腦下垂體、卵巢等與女性荷爾蒙分泌有關的器官發生問題了。

經期過短

經期 2 天內就結束等時間過短的情況，稱為「經期過短」。原因有可能是女性荷爾蒙分泌量少，導致子宮內膜厚度不足，或是子宮發育不全，抑或是甲狀腺功能異常。

經血過多

出血量多、出血急增、出血量漸多、經血中可見肝狀血塊混合等情況，均稱為「經血過多」。有可能是子宮肌瘤、子宮肌腺症、子宮內膜症、子宮息肉等疾病所導致的，要特別注意。

經血過少

出血量極少，或是衛生棉上只看到一點點經血就已經經期結束的情況，稱為「經血過少」，原因有可能是因壓力造成卵巢功能降低。

自我檢查每個月的月經來潮情況，若覺得有異常時，請盡快向婦產科醫生諮詢。

如果有這種月經問題，就要注意了

月經問題中，最具代表性的就是「經痛」。經期前到經期間所感覺到的疼痛，統稱經痛，從腹部稍微疼痛到不吃止痛藥不行的程度；更嚴重時，甚至不得不向學校或公司請假，無法外出而影響到正常生活。經痛的原因，主要有下列幾種：

●荷爾蒙分泌的影響……月經來潮時，子宮內膜會分泌名為前列腺素的荷爾蒙。月經期間，前列腺素會刺激子宮收縮，將不需要的子宮內膜及血液排出；但此荷爾蒙分泌量多時，會導致子宮激烈收縮，使人感覺到下腹痛或腰痛。

●生活習慣或壓力的影響……在冷氣房待得太久、穿太少、攝取過多冰冷食物等原因，都會讓體內降溫，血液循環變差，導致經痛程度加劇。有時也會因生活發生劇烈變化，或精神壓力等因素，引發經痛。

●子宮疾病的影響……有子宮肌瘤時，出血量會增加，經痛也會加劇。子宮內膜症也會使經痛程度年年增強，有時甚至吃止痛藥仍無法抑制疼痛。

下頁中，將列舉數個月經問題。若覺得有符合時，請盡快至婦產科諮詢。

如果有這種「月經煩惱」就要注意了！請立刻找醫師問診！

無法離開止痛藥
吃了市售止痛藥
還是沒有效。

經痛痛到影響
工作、讀書、做家事
等正常生活。

隨著年紀增長
經痛
也越來越嚴重。

經血量多到
造成貧血
或是經期持續
超過 8 天以上。

經期以外的時間
腰或下腹部
也會痛。

非月經期間有血液
從生殖器官中流出
（不正常出血）。

會排出
如肝狀般的血塊。

明明不可能懷孕
但月經卻超過
3 個月以上沒來。

為自己找一位固定看診的醫生，預防婦科疾病

每個月的月經都沒有問題，也還不考慮懷孕的人，也許沒有到婦產科求診的機會。但是，如果能為自己找到一位固定看診的醫生，對女性的身體來說，就是找到一位可靠的伙伴。最近患上婦科疾病的人有增加的趨勢，因此只要有一點問題，馬上詢問瞭解自己的醫生，總是比較令人安心。即使身體沒有問題，或是沒有自覺到任何不適，也盡量養成每一年做一次婦科檢查的習慣吧！

以前的女性在20多歲就已經生了好幾個小孩，因此會因懷孕和哺乳的關係，月經來潮停止。現代女性的初經來潮年齡降低，但懷孕和生產的年齡卻提高，次數也減少，因此一生中，月經來潮的次數相對增加（有數據顯示，較以前女性增加了9倍）。對子宮和卵巢來說，月經是粗重工作。婦科疾病增加，可能表示子宮和卵巢沒有休息，一直處在勞動狀態所導致的。

下頁中，將簡單整理一些任何人都有可能患上、較具代表性的婦科疾病，以及該找醫生求診的自覺症狀標準。希望各位平常就能自我檢查月經狀況及週期，如此才能自己察覺到子宮和卵巢的困境。

不可忽視！婦科疾病的徵兆

子宮肌瘤 的徵兆

- 月經出血量多
- 經期長
- 經痛劇烈
- 不正常出血
- 陰道分泌物多
- 貧血
- 暈眩
- 小便頻繁
- 腰痛
- 腹痛
- 腹部有硬塊

子宮內膜症 的徵兆

- 經痛劇烈
- 經血量多
- 不正常出血
- 性愛及排便時疼痛及出血
- 腹痛
- 下腹痛
- 陰道有帶血的分泌物
- 小便頻繁

子宮頸癌 的徵兆

- 不正常出血
- 性愛時出血
- 陰道有帶血的惡臭分泌物

卵巢囊腫 的徵兆

- 平時會有如經痛般的腹部疼痛
- 腰痛
- 伴隨嘔吐的腹痛
- 腹部有硬塊

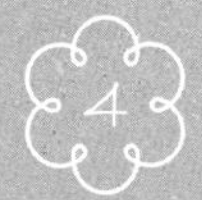

了解經前症候群，順利度過經前期

月經來潮前引發的身心方面的不適，稱為ＰＭＳ（經前症候群）。經前症候群的症狀各式各樣，可達到１５０種以上，其中人數增加最多的主要訴求症狀是煩躁不安、情緒低落等心理上的不適。

經期前的憂鬱情緒是必然的

因經前症候群而產生的憂鬱情緒，其中原因之一是腦內的幸福分子「血清素」減少。血清素是腦內的神經傳導物質，正常分泌時，能使人心靈感到安定平靜、心情良好、有滿足感等。排卵時，卵泡荷爾蒙的分泌量降低，導致血清素也急遽減少，因而引起焦躁不安、心情低落。另外，日常生活中，若累積壓力、疲勞和緊張的話，經前症候群的症狀也會明顯加強。

在這時期，不要過度勉強自己工作，讓自己能夠掌控好經前期。

經前症候群的代表性症狀

精神方面

- 煩躁不安
- 情緒低落
- 精神方面不穩定
- 憂鬱
- 提不起精神
- 注意力難以集中及判斷能力減弱
- 無法做精細的工作
- 容易發呆
- 早晨爬不起來
- 失眠
- 難以入眠

...etc

生理方面

- 下腹部疼痛
- 胃痛
- 肚子鼓脹
- 腰痛或覺得腰部沉重
- 肩膀酸痛
- 乳房脹痛
- 頭痛
- 噁心
- 覺得寒冷
- 頭部充血
- 心悸
- 暈眩
- 貧血
- 微微發燒
- 想睡覺
- 肌膚乾燥粗糙
- 覺得身體無力
- 容易疲倦
- 水腫
- 體重增加
- 食慾增強
- 食慾降低
- 非常想吃甜食
- 酒量降低
- 拉肚子
- 體臭增強
- 敏感地帶搔癢

...etc

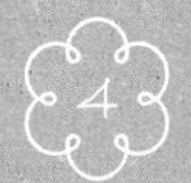

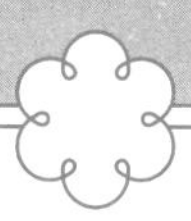

「好月經」宣言！自我檢查表

- ☐ 月經週期穩定，約 25 ～ 38 天會有一次月經來潮（可容許提早或延遲 1 週）
- ☐ 經期持續約 3 ～ 7 天
- ☐ 經血是鮮紅色或紅褐色（若顏色為暗黑，則要注意！）
- ☐ 沒有大血塊，流量持續不斷（少量小血塊無妨）
- ☐ 幾乎沒有經痛，可正常過日子
- ☐ 即使量多時，也不用每 2 小時更換衛生棉
- ☐ 身體沒有發熱感、噁心、頭痛
- ☐ 基礎體溫呈現雙相變化，且有排卵（關於基礎體溫，請參照 92 ～ 97 頁）

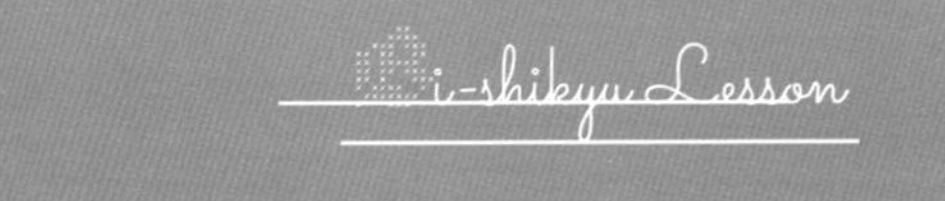

5

「排好卵」打造費洛蒙美人！

「排好卵」讓美麗和性感度全開！

和「好月經」一樣，「排好卵」也是非常重要的。

每月月經正常報到的女性卵巢中，孵育著將成為卵子的卵泡，等成熟到某個程度後，變成卵子，從卵巢中躍出。這就是「排卵」。

什麼是排卵日？

一般來說，卵子從卵巢中迸出的日子，就是排卵日。月經週期穩定的情況下，排卵日大約會落在月經開始前的14天左右，且基本上一個月會有一次。對想要懷孕的人來說，排卵日是個機會；但對不想懷孕的人來說，卻是個危險日。

有的人會有所謂「排卵痛」的下腹部疼痛，也有人會出現不正常出血的「非經期出血」。其他的症狀還有如分泌物發生變化等等。不過，若是沒有在檢測基礎體溫的人，大部分都不會發現這些徵兆。

可以明確知道排卵日嗎？

女性的身體非常敏感，會因一點小事就讓基礎體溫產生變化，或是讓排卵及經期提早或延後。以下將列舉幾項排卵日的推測法。不過，就算是專門的醫生，也很難明確指出哪一天是排卵日，所以以下的方法，我們還是將其視為「推測」較佳。

● **由基礎體溫表推測**……較早以前，一般認為排卵日是進入高溫期前，體溫快速下降的那一天，但後來已經證明並不一定如此。基礎體溫表上，由低溫期切換到高溫期時（低溫期的最後一天前後），才是排卵日。

● **陰道分泌物的變化**……接近排卵日時，陰道會分泌透明黏稠的分泌物。如果用拇指及食指試著捏起分泌物並拉開，可拉長至10公分以上時，就表示接近排卵日了。

● **排卵試紙**……與懷孕試紙相同，只要在上面滴上尿液，即可預測排卵日。排卵前，黃體化激素的分泌量增加，因其也存在於尿液中，所以只要測試它的分泌量，就可推測排卵日。

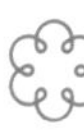

動物中，雌性進入發情期，即將排卵時，身體會發出費洛蒙以吸引雄性。排卵日時，與雄性性交，接收精子。就算數量很少，也會盡力產出下一代子孫，這就是雌性所具備的天性。據說人類為了將生活合理道德化，因此發情期就自然地消失了。真的是這樣嗎？

所謂的女性荷爾蒙，原本是引導女性身體走向懷孕的荷爾蒙。如果仔細觀察女性荷爾蒙的作用，和因排卵引起的身心變化的話，就會發現，其實女性的身體每個月都會進入發情期。

例如，經期結束後，開始進入排卵期時，是提升女性魅力的雌激素分泌量增加的時候。託雌激素的福，肌膚及毛髮都變得漂亮，心情也變得開朗活潑，正是吸引男性注意力的費洛蒙上升的表徵。

還有，接近排卵日時，女性想要性愛的情緒也會高漲，變得更想要與男性有肌膚之親。這是非常自然的現象，完全不需要感到羞恥或內疚。請大大方方、盡情享受這想要性愛的情慾吧！

還不想要懷孕的人也可以配合月經週期，同樣能快樂地享受性生活。覺得性愛很美好，或是心中愛慕著某人的心情，對「粉紅色子宮計劃」來說，也是非常重要的一點。不過，要注意避孕和不要染上傳染性疾病。

常有人說「性愛使人變美麗」，但其實並沒有任何醫學根據顯示性愛能活化女性荷爾蒙的分泌。只是，女性多少會想讓對方覺得自己很美，而開始注意自己的儀態和穿著，也會加強保養自己的肌膚和毛髮。應該是這樣的含意，才會有戀愛與性愛可使女性變美的說法。

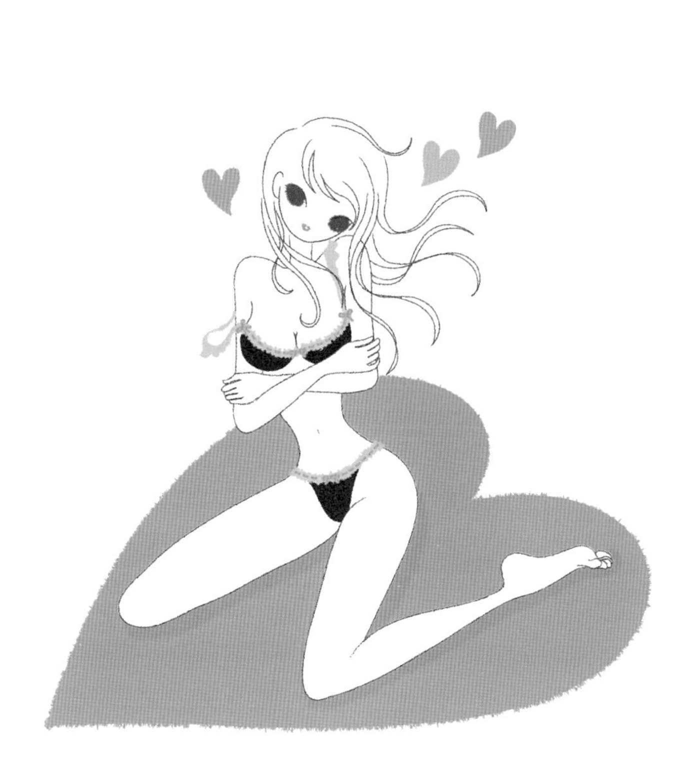

注意排卵日前後的分泌物變化

聽到「分泌物」這個詞，很多人可能心中有黏黏的、會弄髒內褲的負面印象。可是，分泌物對女性身體來說，是不可缺少的東西唷！

分泌物的真實面貌，是混合了子宮和陰道中分泌出帶有黏性的物質。健康的分泌物，是和胃酸一樣呈酸性，聞起來像優格般的酸甜味道。這是為防止細菌通過陰道進入身體，保護子宮的一種自我淨化作用，可說是讓人感到心安的防護措施。

分泌物的量，與女性荷爾蒙的運作有關。配合月經週期，分泌物會反覆地增加或減少，並且受到卵泡荷爾蒙的影響，在排卵日前後大量分泌。平常陰道內是呈酸性，到了排卵日前後，為助長精子活動，會變成微鹼性。

在此同時，陰道會分泌黏稠且透明的分泌物，作用是緊抓住射進陰道內的精子。

還有，此時期分泌物增加的另一原因，是為了讓男性陰莖容易順利進入陰道，以提高性愛歡愉感。

◦◦◦ 月經週期與分泌物的變化 ◦◦◦

月經來潮時

剝落的內膜與血液一同由子宮排出體外。

經期後

一個月之中分泌物量最少的時期，感覺較乾爽。

排卵時

分泌物量最多的時期。分泌物的特徵是透明且黏稠。

排卵後（黃體期）

會有富含黏性、稍微白色混濁的分泌物。

月經來潮前

邁入經期前，分泌物的量會再度增加。

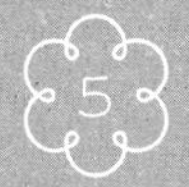

3個月前開始，即是決定「排好卵」的勝負關鍵期

排卵日時，卵子會從卵巢中被排出。被排出的卵子，到底是在什麼時候被製造的呢？

雖然很多人認為卵子是在經期結束後，到排卵前為止的10天左右內孵育的，事實上，在排卵日被排出的卵子，早在3個月前就開始在卵泡中孵育了。人類的身體細胞是不斷地在進行新陳代謝，每3個月就會代謝完成所有老舊廢物。卵子也是如此（卵子來源的原始卵泡，是在胎兒時期就已存在體內，因此此處並不是指卵泡重新製造）。

在想要懷孕的人之中，有人會只在排卵日前攝取充分的營養，以及控制菸酒的使用量。雖然不能說這樣做沒有意義，但是只憑這種做法，並不能製造健康有活力的卵子。

很可惜的是，目前還沒有能讓卵子品質迅速提升、回復年輕狀態的特效藥，因此現在攝取的食物、生活習慣、壓力、運動等生活方式中的一切，都會影響到3個月後的排卵。

依照下一頁的自我檢視表中所列舉的項目內容，請從今天開始，時時提醒自己過著健康的每一天，好讓卵巢能在3個月後排出健康的卵子。

「排好卵」宣言！
自我檢視表

- □ 規律的生活
- □ 夜晚睡眠充足
- □ 攝取均衡的飲食
- □ 不讓壓力上身，或是可與壓力和平相處
- □ 沒有抽菸的習慣
- □ 不飲酒過量
- □ 平常有在注意保暖身體
- □ 有適度運動的習慣
- □ 是不過胖也不過瘦的標準體型
- □ 月經週期穩定
- □ 基礎體溫呈現雙相變化

（關於基礎體溫，請參照 92 ～ 97 頁）

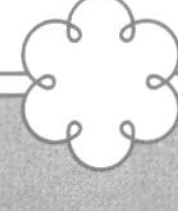

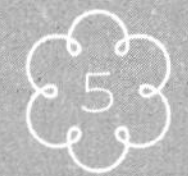

利用基礎體溫，掌握自己身體狀態的波動

可能有人會認為基礎體溫是想要懷孕，或想要避孕的人才需要接觸的。事實上，對即使現在還不想要懷孕的人來說，基礎體溫的變化，也是了解自己身體狀態的最佳幫手唷！

將基礎體溫作成圖表的話，可以確認控制女性身體的月經、排卵等女性荷爾蒙的運作。如果持續測量記錄，就可一目了然身體的運作規律，還可掌握目前自己的子宮和卵巢健康狀態，如有無排卵、易受孕的日期等等。下一頁中，將整理出從記錄基礎體溫中可得知的資訊，給各位讀者做個參考。

從基礎體溫中可以獲得什麼資訊？

基礎體溫，是指人體在完全放鬆狀態下（即為睡眠中），為維持生命，所必須消耗能量的最低體溫。

檢測基礎體溫，可以知道這些事！

一個月中，自己的體內運作規律

除了經期和排卵的預定日，也能預測經前症候群好發的時期。如此可以配合自己的身體狀態。規劃安排工作和旅行。

有無排卵

即使月經來潮定期，仍有可能發生不排卵的「無排卵性月經」。透過基礎體溫的自我檢測，可以得知有無排卵。

月經延期的原因

月經來潮延遲的主要原因有二，一為排卵延遲，一為懷孕。從測量基礎體溫中可得知原因為何。

是否懷孕

將基礎體溫作成圖表，可得知低溫期與高溫期交互發生。若是懷孕，高溫期會持續 21 天以上。

容易受孕的日子

一般認為一個月中最容易受孕的日子，是在排卵日及其前後期間。從基礎體溫表中掌握住排卵日，就可以知道何時是最容易受孕的日子了。

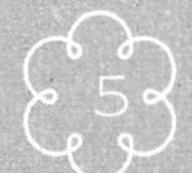

女性荷爾蒙正常分泌、正常控制排卵下的健康女性身體，其基礎體溫會分為低溫期及高溫期雙相，且會如下頁圖表顯示般，反覆呈現一定的規律。

基礎體溫圖表的各種型態

一般來說，從月經開始日至排卵日為止，是「低溫期」；以排卵日為界線，體溫升高0.3～0.5度的話，則是「高溫期」。接著，約2週後，體溫會再次下降，迎接下一次的月經。理想的基礎體溫曲線，應是低溫期和高溫期雙相明顯區分，且兩者平均溫度差在0.4度以內。

無法顯示出低溫相及高溫相的情況下，即使月經定期報到，也有可能沒有排卵。另外，高溫期僅維持9天以下的短期情況，有可能表示無排卵或黃體功能不健全（指黃體激素分泌不足的狀態）。

基礎體溫易受睡眠不足及壓力等的影響。即使紀錄結果不是呈現完美的基礎體溫曲線，只要顯示出差不多相近的波動，大致上還是沒有問題的。

◦◦◦ 基礎體溫表 ◦◦◦

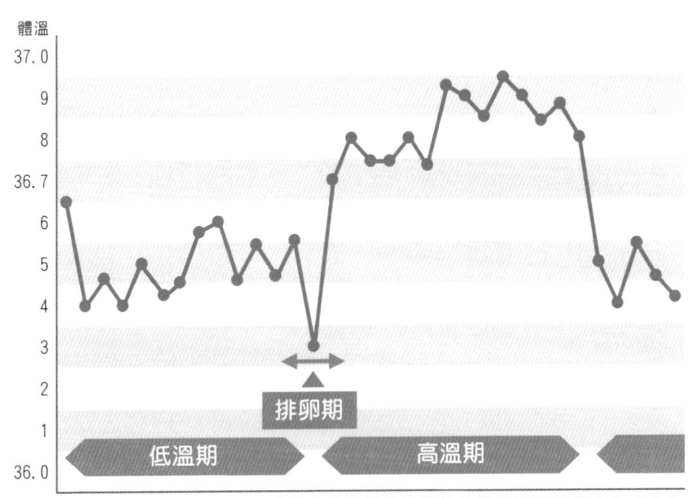

從經期結束後至排卵日為止的低溫期間，雌激素的分泌量會提高。此時身心的運作會較活化，代謝能力也提升，是適合減肥的時期。從排卵日到月經來潮為止的高溫期間，黃體激素的分泌量增加，因此體重容易上升，身體也容易出現水腫。

基礎體溫的正確測量法

測量基礎體溫時，須使用專用的女性體溫計。

基礎體溫的變化，是介於0．3～0．5度之間非常微細的數字，使用一般體溫計是無法測知這樣的變化。請使用能測量到小數點以下2位數的基礎體溫專用的女性體溫計。最近市面上還出現只要測量體溫，就能自動將結果輸入到數據內，並將數據做成圖表的高功能體溫計。

另外，測量基礎體溫時，不是測量腋溫或耳溫，而是測量嘴巴中的舌下溫度。將體溫計的測溫部分（探針）前端置於舌下，再輕閉嘴巴。請勿在測量中用嘴巴呼吸。如此可防止嘴內接觸到外部空氣時導致體溫產生變化。

腋下和耳朵是體溫較易產生變動的地方，對於要測量細微溫度變化的基礎體溫來說，較不適合。

首先就以一個周期（從月經開始日到下一次月經前為止）為單位，開始測量基礎體溫吧！只要能持續記錄三個周期，就可以大概了解荷爾蒙分泌的情況及體內運作規律了。

○○○ 基礎體溫檢測的三個重點 ○○○

1

起床後立即測量

事先將女性體溫計準備好放在枕邊。早上睜開眼睛後，不要移動身體，維持躺著的狀態測量溫度。從床上爬起來，或是移動身體的話，體溫會升高，就無法準確測溫了。最理想的方法是每天早上盡量在同樣時間點測量溫度。不過即使有 1 ～ 2 天忘記測量，只要之後持續即可。重點在於持之以恆。就算每天起床時間不一定，也只要記得在睜開眼後測溫即可。

2

測量體溫後，請紀錄在基礎體溫表上

不要只是隨手記下測量結果的數字，要將數字做成圖表，如此才能清楚看出一個月內的體溫變動。在醫院或藥局均可買到基礎體溫表，或是從網路上也可以下載。一般手機或智慧型手機的應用程式中，也有只要輸入數值就會自動顯示圖表的軟體，可多加利用。

3

有不同於往常的事要記錄下來

凡是身體不舒服、有吃藥或有做愛的日子等與平常不同的事發生時，記得要備註記錄在基礎體溫表上。如此可以了解每日生活中，會影響到基礎體溫的事情。若是要接受婦科疾病的治療時，基礎體溫表和這些備註記錄均可成為診斷和治療的有力參考資料。

Column 1

女性隨著年齡漸長，就必須要接受不孕症治療嗎？

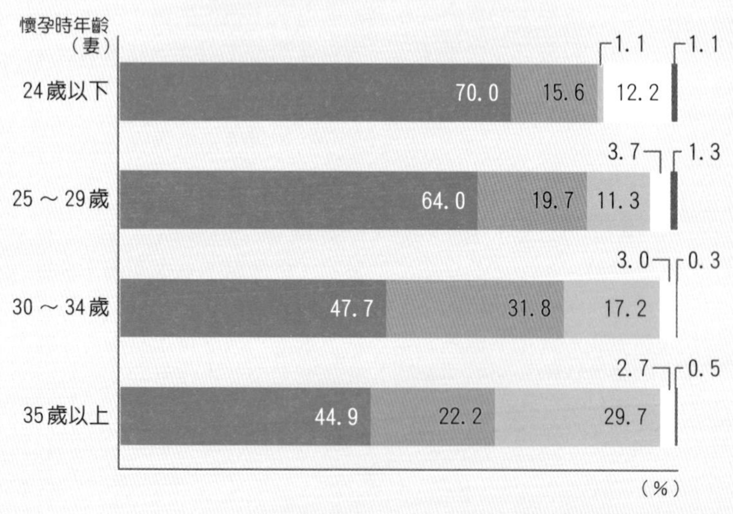

倍樂生教育綜合研究所　第2屆懷孕生產育兒基本調查　速報版 2012年

此數據是將懷孕過程依照年齡區分所實施的調查。由此調查結果可知，隨著女性年紀增加，自然懷孕的比例降低，接受不孕症治療的比例增加。懷孕時，妻子年齡在35歲以上的情況下，夫婦雙方或其中一方接受不孕症治療的比例約有3成。

Si-shikyu Lesson

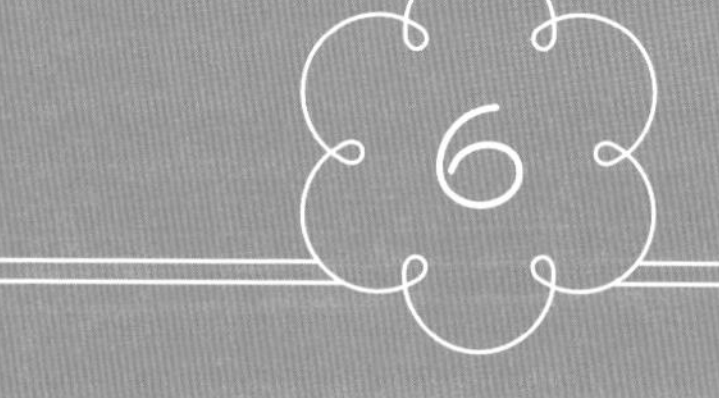

女性身體最重要器官的守護者—骨盆

從下方支撐內臟的「默默耕耘者」

相信很多讀者曾於電視或雜誌上看到「骨盆減肥」、「骨盆體操」等用詞。那麼骨盆是指身體哪部分的骨頭呢？

子宮及卵巢可靠的保衛者

骨盆位於背骨及大腿骨（從大腿上根部到膝蓋的大骨頭）間，連結上半身及下半身的骨頭。如同下頁圖般，是由骶骨（＊譯註）、髂骨、恥骨及坐骨4種骨頭所構成。

骨盆扮演著許多重要的角色，其中一項為保護重要的子宮及卵巢等內臟。一般而言，女性的骨盆和男性的相比，大上一輪。女性的骨盆除了保護男性所沒有的子宮及卵巢外，也可展現女性身體的圓滑曲線。

＊譯註：又稱薦骨。

「子宮 & 卵巢」的防護罩
—骨盆的解說

骶骨
連結位於背骨下方的腰椎及恥骨的骨頭，也是身體全身的底盤。

髂骨
宛若包覆著大腸、膀胱、子宮、卵巢等位置所在的骨頭，保護著重要的內臟。

骶髂關節
骶骨與髂骨間的關節。若錯位的話，將造成諸多的身體不適。

坐骨
坐下時，兩側屁股與椅子相接觸面的 2 塊骨頭。擔任著支撐上半身的重任。

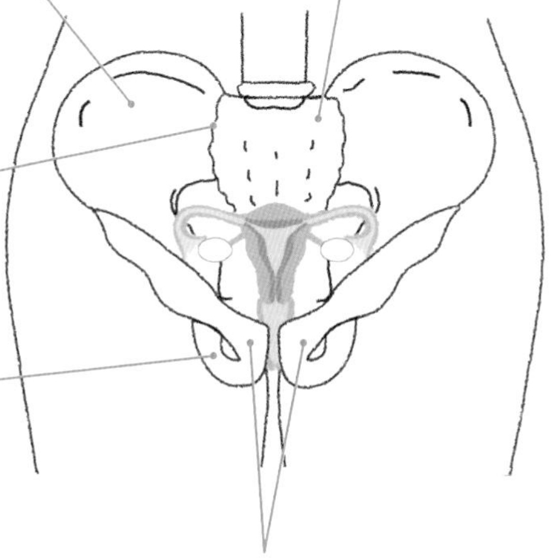

恥骨
位於骨盆下方前側的骨頭。許多孕婦都有此處疼痛的情況產生。

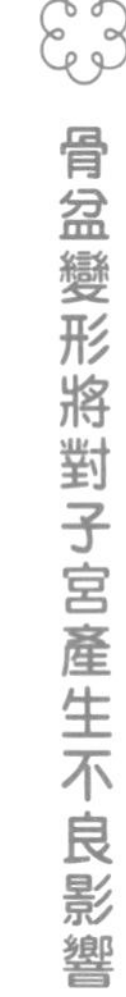

骨盆變形將對子宮產生不良影響！

骨盆除了保護子宮及卵巢外，還有著下述功用，是支撐我們身體所有活動的默默耕耘者。

● **支撐上半身**……站立、行走、就坐等，隨時支撐著上半身。

● **支撐步行**……吸收從腿部所受到的衝擊，支撐上半身。此外，還與連接雙腳及上半身的髖關節相連動，支撐行走。

● **就坐時，支撐著身體**……就坐時，以坐骨為支點，支撐著身體。

● **保護胎兒**……懷孕時，隨著胎兒的成長，子宮也會變大。當子宮變大，骨盆也會為因應生產而漸漸擴大。

骨盆容易受到身體習慣動作或生活習慣的影響，而發生歪斜或錯位。

骨盆幾乎是支撐我們整個身體活動的部位，一旦歪斜，將會造成各種不適。如子宮及卵巢會移位並受到壓迫，而骨盆內血液循環變差，當然對子宮也會帶來不良的影響。

讓我們透過平常的保養來提升骨盆力，防範問題於未然吧！

骨盆歪斜
會造成的問題

- 肩膀酸痛
- 腰痛
- 神經痛
- 關節痛
- 頭痛
- 暈眩
- 經痛
- 失眠
- 自律神經失調
- 更年期障礙
- 下半身肥胖
- 漏尿
- 便秘
- 水腫
- 手腳冰冷
- O型腿 · X型腿

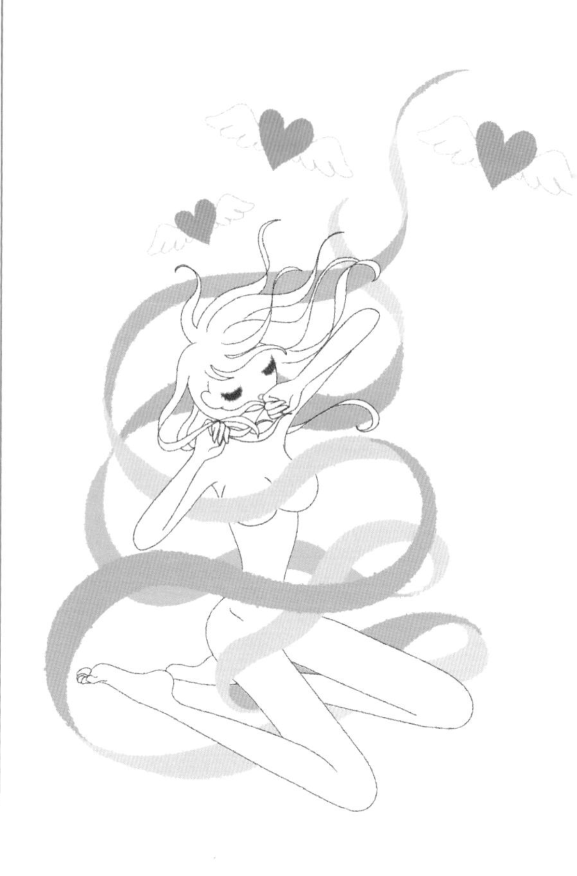

骨盆會開啟及關閉

對於骨盆的印象，讀者可能會覺得像是馬甲般，無法活動的一塊大骨頭。其實骨盆是複數骨頭的集合體。以骶骼關節為中心，可以前後左右稍稍活動。

懷孕時，為了能夠支撐腹中不斷成長的嬰兒，骨盆會慢慢地擴大；生產完後，又會慢慢地閉起，回復到原本的狀態。

不只是懷孕和生產，平常骨盆也會因呼吸或運動而開啟及關閉。若以月經週期來看，經期結束後到排卵期間為關閉狀態，排卵後到月經來潮為開啟狀態。一天中，白天關閉，隨著時間向夜晚漸移，身體逐漸放鬆，骨盆也會慢慢開啟；接著再隨著白日來臨又漸漸關閉。

在此並不是要討論骨盆開啟或關閉何者較好，而是要讓各位知道，骨盆柔軟度佳、能夠順利地開啟及關閉才是最好的狀態。若開啟及關閉無法順利進行，則表示骨盆已經歪斜變形了。

何謂骨盆變形？

到底大家口中常提到的「骨盆變形」，具體來說是什麼狀況呢？可以大致區分為下列3種類型。

●骨盆常開型

骨盆處於常開狀態，將使得內臟下垂，壓迫腸道或子宮。當大腸機能變差時，代謝即會降低，身體會變得容易累積脂肪。子宮位於骨盆的最下方，若被內臟壓迫，可能會有經痛或影響女性荷爾蒙分泌的情況產生。

●骨盆傾斜型

骨盆是透過腹肌來支撐，當運動不足或腹肌變弱時，則有可能造成骨盆傾斜。一旦骨盆傾斜，身體肌肉會為了支撐上半身而花費多餘的力量，進而產生腰痛、背痛、肩膀酸痛、駝背或小腹凸起的症狀。

●骨盆扭曲型

骨盆是由複數骨頭所組成，因此可能會有骨盆扭曲情形發生。若骨盆扭曲，腰椎及胸骨的平衡度也會變差，甚至可能會有腰線高度、肩膀高度、腳長及臀部大小左右不一的情況發生。

鍛鍊骨盆底肌肉，提升骨盆力！

為預防骨盆變形歪斜以及提升骨盆力，在此推薦被稱為「骨盆底肌群」的肌肉鍛鍊法。骨盆底肌肉是將子宮、卵巢、膀胱或腸道等像吊床般地從下方支撐，包覆尿道、陰道、肛門的肌肉群。若此處肌肉力量變弱或鬆弛的話，會使得骨盆內內臟下垂，骨盆容易歪斜。

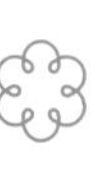

每天運動即會有成效

骨盆底肌肉一般會因為年齡增長、懷孕或生產而變鬆弛，但近來，沒有生產經驗的年輕女性，有骨盆底肌肉鬆弛問題的人卻越來越多。

要鍛鍊骨盆底肌肉，運動是最有成效的。動作相當簡單。在任何時間、任何地點，用力夾緊肛門及陰道吧！推薦可做49頁所介紹的「V字提腳運動」及53頁的「陰道訓練操」。

原來也可讓美麗加分！骨盆底肌肉鍛鍊法的益處

●身體線條變美！

鍛鍊骨盆底肌肉時，會使用到支撐骨盆的腹肌、背肌、大腿肌肉，因此也可以鍛鍊深層肌肉。腹壓提高，內臟也會回復到正確位置，自然而然地姿勢也會變好，有豐胸及提臀效果。

●幫助排便、身體暢通

透過鍛鍊骨盆底肌肉，可增強擠壓糞便排出體外的肌肉、腹肌群和肛門括約肌的肌力，解決便秘的困擾。此外，骨盆內的血液循環也變好，也能夠改善腹部冰冷問題。

●調整身體平衡，改善肩膀痠痛和腰痛

若骨盆歪斜的話，將會導致左右肩高度不一及長短腳問題，進而發生背部、肩膀酸痛、腰痛等不適。透過骨盆的調整，能夠改善身體歪斜，紓解肩膀酸痛及腰痛。

●改善難以啟齒的煩惱「漏尿」

近來，即使沒有懷孕或生產經驗的年輕女性，有著漏尿煩惱的人越來越多。原因是長時間坐在辦公桌前或運動不足，導致骨盆底肌肉鬆弛。可以透過鍛鍊骨盆底肌肉，改善漏尿問題。

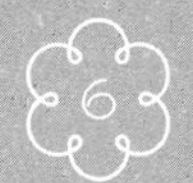

改變會讓骨盆力變差的生活習慣！

當聽到「骨盆變形歪斜」，總讓人感覺是相當嚴重的事。其實骨盆，只要是不小心的跌倒、或平時的慣用姿勢等輕微因素就會歪斜變形。當然年齡的增長也會影響骨盆變形，但絕大部分都是生活習慣所導致。

是否在不知不覺中有這樣的動作？

站立時，會將重心放在慣用腳；坐著時，總是習慣固定的翹腳姿勢；電腦放在身體必須彎曲才能作業的位置……在每天的生活中，是否有這些習慣呢？任何人都會不自覺做出的生活習慣或動作，其實都是造成骨盆變形的原因。

為了預防骨盆變形歪斜，盡可能左右平均地使用身體是相當重要的。請參考下一頁，一同來改善生活習慣吧！

從今天開始注意！
降低骨盆力的 12 個生活習慣

- □ 站立時，重心會偏向左腳或右腳
- □ 雙腳交叉站立時較輕鬆
- □ 坐在椅子上時，習慣翹腳
- □ 坐在地板上時，會雙腳側坐或W型坐姿
- □ 多趴睡或側睡
- □ 沒有運動習慣
- □ 一整天都維持相同的姿勢，如久坐於桌前工作等
- □ 電視放在不扭著身體就看不到的地方
- □ 常被說有駝背
- □ 穿著緊身的機能內褲
- □ 喜歡且常穿高跟鞋
- □ 常固定用某側肩膀背包包

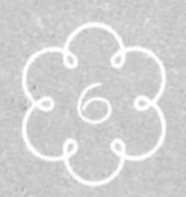

只要有最先進的醫療技術，即便年過 40 也能夠生育？

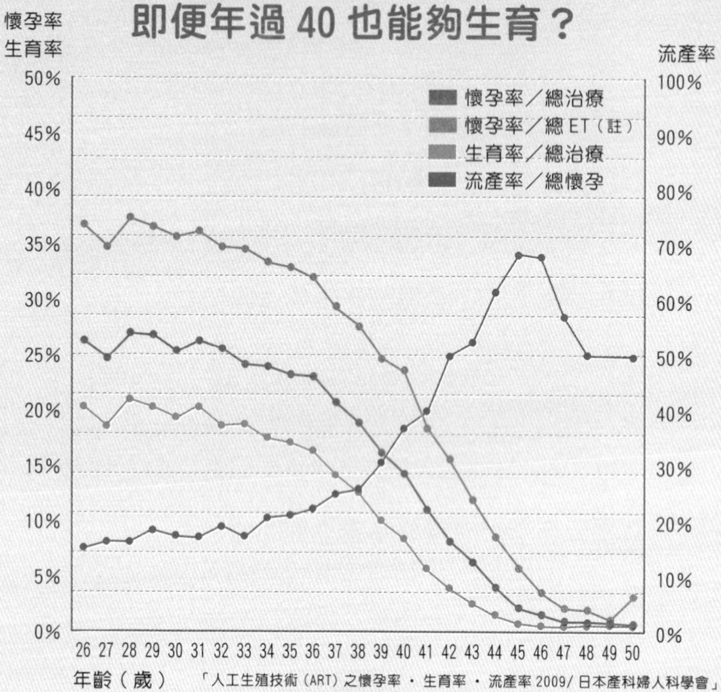

「人工生殖技術（ART）之懷孕率・生育率・流產率 2009/ 日本產科婦人科學會」

此圖表顯示在人工受孕、試管嬰兒等人工生殖技術下，各年齡層之懷孕率。當超過 36 歲時，懷孕率及生育率降低；但到 38 歲時，流產率便超越了生育率，並且年年增高。年齡增加造成受孕機率降低，即使想要透過最先進的醫療技術來預防，仍屬困難。

〈譯註：胚胎移植〉

Bi-shikyu Lesson

7

3 分鐘就有效！
孕期不適改善法

透過穴道按摩及芳香療法減緩孕期不適

即便去到醫院，醫生告知沒有異常，健康檢查的結果也都正常，但並不表示孕期不適症狀就是「健康」的。這在中醫裡，稱之為「未病」。雖然尚未罹病，但身體處在一個可能罹病的狀態下。

探究孕期不適的原因後，發現是骨盆變形歪斜、體質偏冷、血液循環不佳所造成。再次強調，對於狀況良好的健康子宮——「美子宮」而言，骨盆變形或體質偏冷、血液循環不佳是最大的敵人。若接下來介紹的情形有發生在妳自己身上的話，即使沒有任何徵兆，也有可能妳的子宮及卵巢已經越來越不健康。

孕期不適的自我照護中，筆者推薦容易操作的穴道按摩，以及利用植物芳香來調理身心狀態的芳香療法。

下頁中，將彙整不同症狀所適用之基本穴道按摩及芳香療法，請多加參考。

◦◦◦ 穴道按摩的重點 ◦◦◦

尋找穴道的方法

參考圖例或文章，利用手指按壓其周圍吧！觸摸時有微微凸起感，或是有輕微疼痛感的部分就是妳的穴道。

以疼痛卻帶有舒暢感的力道按壓 5 ～ 10 秒

穴道按摩的重點是以「雖然疼痛，但卻很舒服」的力道，朝著身體的中心或肌腱，邊吐氣邊按壓 5 ～ 10 秒。

◦◦◦ 芳香療法的重點 ◦◦◦

選用 100% 天然成分的精油

在選用泡腳或溫濕布來使用精油時，請選用不含人工香料或添加物等，100% 純天然成分的精油。

請勿直接讓肌膚接觸精油

使用於芳香療法的精油需添加冷水或熱水，或者加入植物油（基底油）稀釋後再使用。直接將精油用於肌膚上會太過刺激，不建議如此使用。

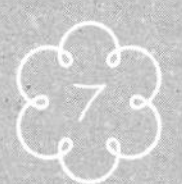

症狀 1

全身疲累

我曾經對容易緊張的人或疲憊不已的人說：「請深呼吸」。當人開始累積疲勞或感到精神上的壓力時，呼吸會不自覺的變淺。

當呼吸變淺時，會造成身體中的氧氣不足，進而使得肌肉和細胞無法全部獲得充足氧氣。如此一來，全身的血液循環將會變差，體內的老廢物質無法代謝排出，更容易感覺疲勞。

若感覺最近身體累積過多疲勞、全身上下有倦怠感的話，在睡前於床上來個深呼吸吧！深呼吸能夠調整自律神經，活化有放鬆神經之稱的副交感神經效果。想像著把新鮮的氧氣送到身體的每一處，一起來深呼吸吧！

吸進空氣時，讓腹部如氣球般膨脹的腹式呼吸法，才是正確的深呼吸。在還沒抓到腹式呼吸的感覺之前，建議可以在腹部放書本或雜誌，看其上下移動進行呼吸，會較容易抓到訣竅。

10 次

深呼吸（腹式呼吸）方法

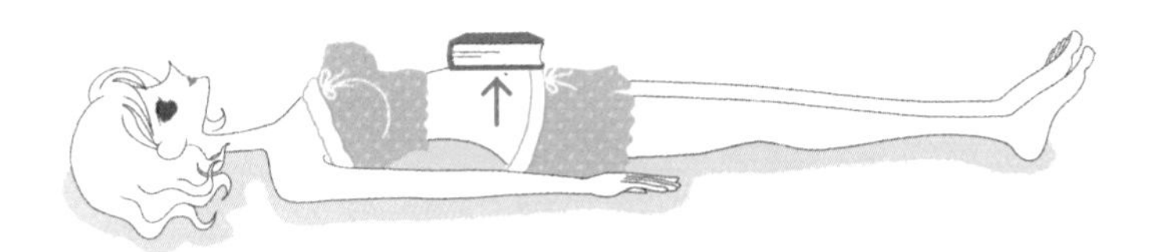

1 仰躺讓全身處在放鬆狀態。在腹部放上書本或雜誌，用鼻子慢慢吸氣。

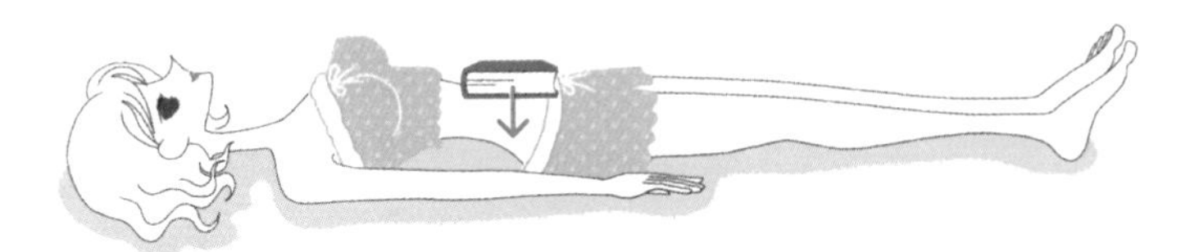

2 吸飽氣後，稍微憋氣，再慢慢將氣從嘴巴吐出。重點是必須將氣吐盡。重複此動作 10 次。

症狀 2

心浮氣躁

你有沒有過為了一點小事就心浮氣躁，無法控制自己情緒的經驗呢？為了雞毛蒜皮的小事就跟男友吵架、和朋友鬧情緒……。

當覺得心浮氣躁時，應該有人會透過飲酒、大量食用甜食來發洩吧！偶爾的話是沒關係，但暴飲暴食會造成身體負擔，事後有可能也會讓自己更加厭惡自己，因此不建議用這樣的方法發洩。若要發洩的話，就用對身體好的方法來排解吧！

在此筆者推薦足部ＳＰＡ。當全身血液循環變好、身體變暖，情緒也會相對穩定。也可試試在溫水中滴進2、3滴如薰衣草等具有放鬆作用的精油吧！

將足部浸入熱水中，蓋過55頁所介紹的「三陰交」穴位溫暖雙足，同時進行穴道按摩的話，效果會加倍唷！當感覺「快要開始心浮氣躁」時，養成浸泡溫暖足部的習慣吧！

足部SPA方法

需準備：

- 較大的洗臉盆或水桶
- 41 度左右的熱水
- 精油（如果有）
  （建議 2 滴甜橙＋ 1 滴薰衣草）

將熱水倒入洗臉盆或水桶中，滴入香氛精油並充分攪拌。將雙足浸入水中並蓋過三陰交穴位，浸暖雙足約 10 分鐘。

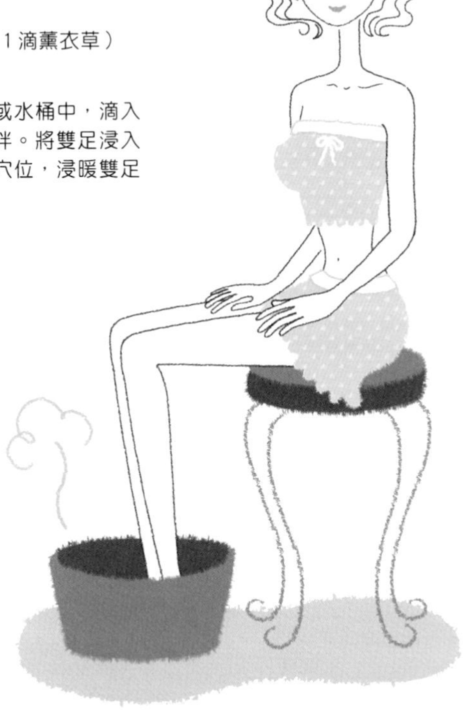

症狀 3

肩膀酸痛

造成肩膀酸痛的原因，除了長時間坐在辦公桌前維持同一姿勢、駝背、壓力或緊張使身體緊繃等生活習慣外，也有可能是手腳冰冷、低血壓等體質本身所致，有相當多種可能因素。其中，甚至有人還不知道自己本身有肩膀酸痛症狀。

要減緩肩膀酸痛，當然可以透過按揉肩膀、按摩，但更建議多活動自己的肩胛骨。所謂的肩胛骨，是指上下移動手臂和轉動肩部時，背部上會動、長得像天使翅膀般的凸出部分。透過活動肩胛骨，可改善斜方肌等與肩胛骨連動的肌肉的氣血循環，肩膀酸痛情況也會好轉。

此外，肩胛骨及骨盆透過脊骨相連，相互有所影響。當肩胛骨僵硬時，會造成骨盤活動不佳，進而使子宮和卵巢受損。千萬不要有「不過是肩膀酸痛而已，不用太在意！」這樣的想法。在日常生活中要時時有危機意識，多活動肩胛骨，盡早消除肩膀酸痛的毛病。這運動不只改善肩膀酸痛，還有改善駝背及豐胸的效果。

10次

舒緩肩膀酸痛運動

挺胸，如圖般將雙手
放於肩膀。

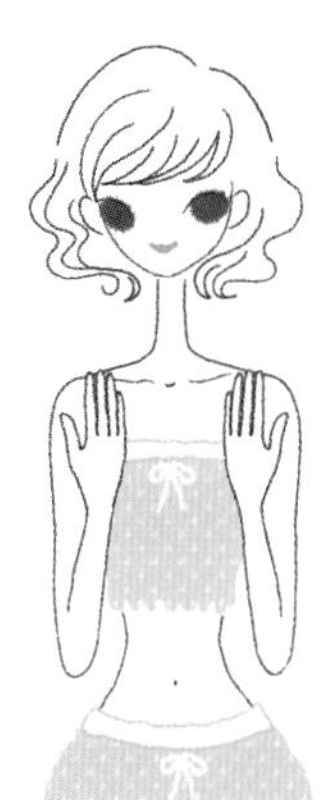

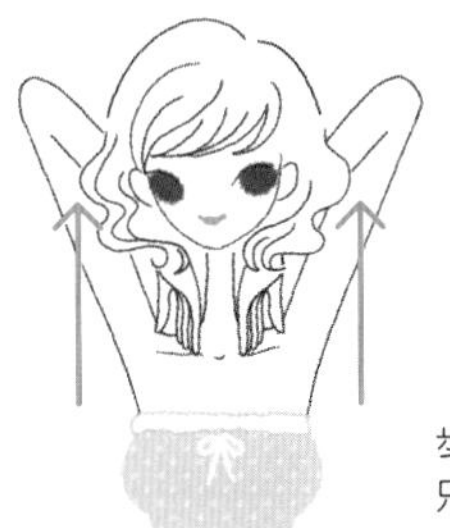

2

步驟 1 的姿勢不變，
只將手肘直直拉高，
置於頭部兩側。

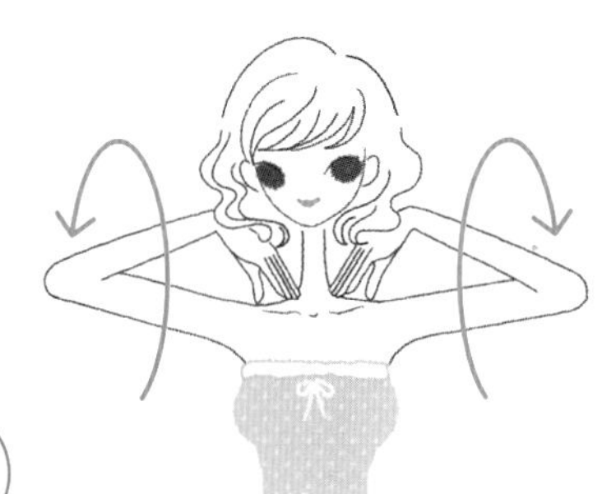

3

手肘向後大大畫圈，感
覺肩胛骨有在活動。

症狀 4

頸部痠痛

據說人的頭部重量約有5公斤重。一直在支撐著這麼重的頭部的脖子，也就特別容易疲累及酸痛。

在纖細的頸部中，聚集著我們生命所需的重要器官。有被稱為運動系、知覺系、自律神經系的神經傳導幹道的脊髓，還有輸送血液至大腦的血管（頸動脈）、輸送氧氣到肺部的氣管、將食物運送到胃部的食道、分泌各類荷爾蒙的甲狀腺等等。頸部匯集了如此多重要的器官，但肌肉量卻相當少，因此當長時間維持同一姿勢，或進行不合理的運動時，想當然爾，頸部肌肉會緊繃，使得血液循環不佳，造成僵硬或疼痛。此外，身體受寒或壓力也會造成頸部僵硬的情況發生。

若不理會頸部酸痛，將可能會造成頭痛、暈眩、眼睛疲勞、身體沉重、手腕麻痺，讓疼痛趨向慢性化。在此將介紹能緩和頸部或肩部肌肉緊繃，改善血液循環的「天柱」穴道按摩。在辦公、做家事或讀書的空檔，可以試著按壓看看！

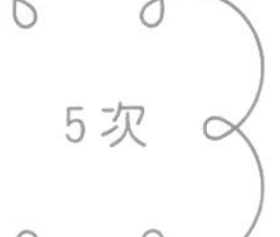

穴道按摩方法

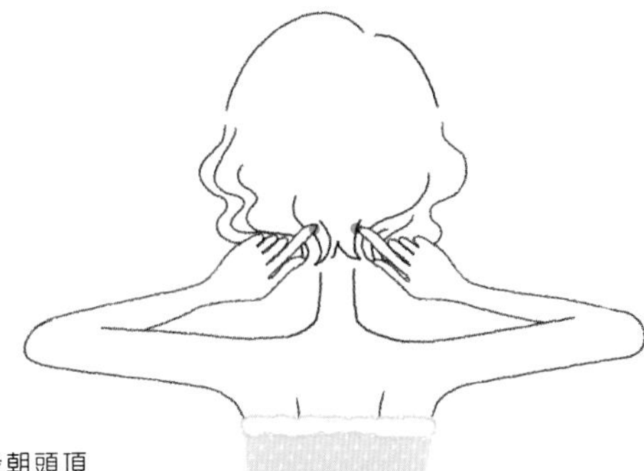

1

頸椎（頸骨）外側邊緣朝頭頂部方向，在碰觸到頭蓋骨之前的凹處，即是天柱的位置。利用雙手食指按住天柱穴道。

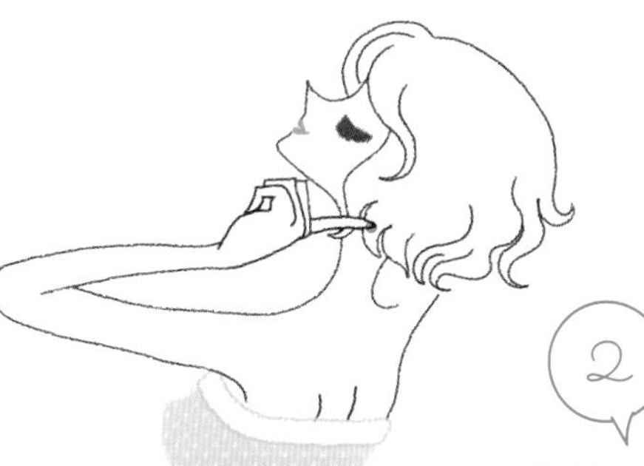

2

按住穴道後，將頭向後仰，用食指支撐，依靠的感覺。天柱穴道有被刺激到即可。

症狀 5

手腳冰冷

常常會聽到深受手腳冰冷症狀所苦的人抱怨，即使在棉被裡，手腳還是像冰塊一樣冰冷，而且無法入睡；夏季待在冷氣房中，手腳也是冷到不像話等。所謂手腳冰冷，就是身體受寒。再次強調，對子宮及卵巢而言，受寒是最大的敵人。

在中醫裡，一般認為「受寒是萬病的根源」。「受寒」所帶來的自律神經失調、新陳代謝降低、血液循環不良，皆會引發身體各種不適。若長期處於這樣的狀態，會使得血液無法流至末端血管，而造成手腳冰冷。

想要改善手腳冰冷，建議可以做手腳指尖的按摩。指尖是將血液從心臟運出的動脈及將血液運回心臟的靜脈兩者交會的場所，同時也是許多神經的匯集處。按摩指尖後，是否有感覺到身體變暖了呢？在辦公室或通勤電車上，任何地方都可以按摩，因此當覺得「手腳好冰」時，請一定要試試！

每隻手指各按摩

10～20 秒

指尖按摩法

以一手的大拇指及食指按住另一手的指甲根部兩端，每指各按摩 10～20 秒。

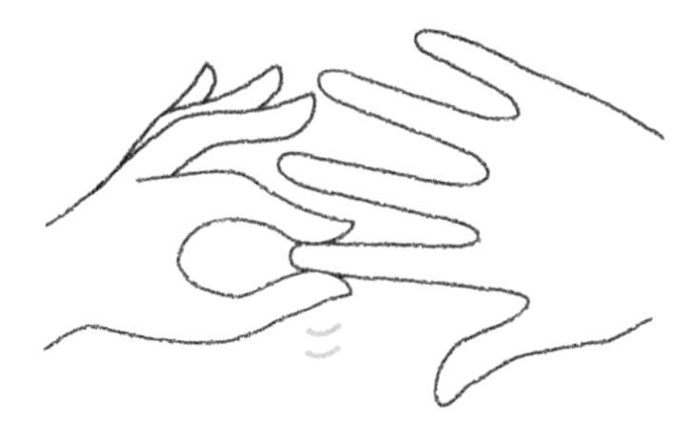

腳趾也是一樣的方式。以有些痛但感覺舒服的力道，按住指甲根部兩側進行按摩。

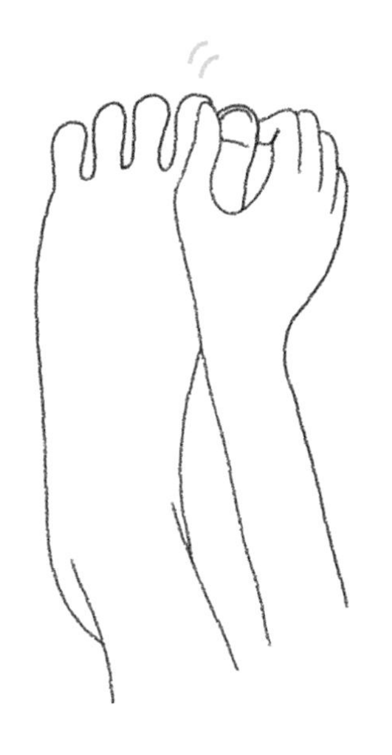

症狀 6

眼睛疲勞

面對著電腦工作一整天、在電車上也一直拿著智慧型手機收發郵件或玩遊戲、回到家後又看電視看到很晚、又上網購物……科技越來越進步，電腦和手機讓我們的生活更加便利、精彩，但在這同時，也讓過度使用眼睛的機會增加。

以前的人常說「生產前後不可以從事針線活」。會有此一說，是因為如針線活那般講求細節的工作會造成用眼過度，使骨盆及子宮緊繃，進而讓生產當下或產後復元無法順利進行。若眼睛累積過多疲勞，會誘發自律神經失調、肩膀酸痛，進而導致全身血液循環不佳。這可不是迷信之說。

從中醫角度來看，無論是眼睛還是子宮，都與「血」有著很深的關係，因此眼睛疲勞對子宮和卵巢都是不好的。首先，要改掉緊盯電視、電腦或手機畫面的生活習慣。接著，睡前用毛巾熱敷眼部，舒緩眼睛一整天的疲累，也有助快速入眠。

減緩眼睛疲勞的方法

需準備：

- 洗臉盆、毛巾
- 70～80 度熱水
- 精油（如果有）
  （建議洋甘菊 1 滴＋薰衣草 1 滴）

於洗臉盆或水桶中倒入熱水，滴入香氛精油並充分攪拌。浸泡毛巾，吸取熱水表面的精油並稍微擰乾，接著敷在眼部。時間約為 5～10 分鐘。

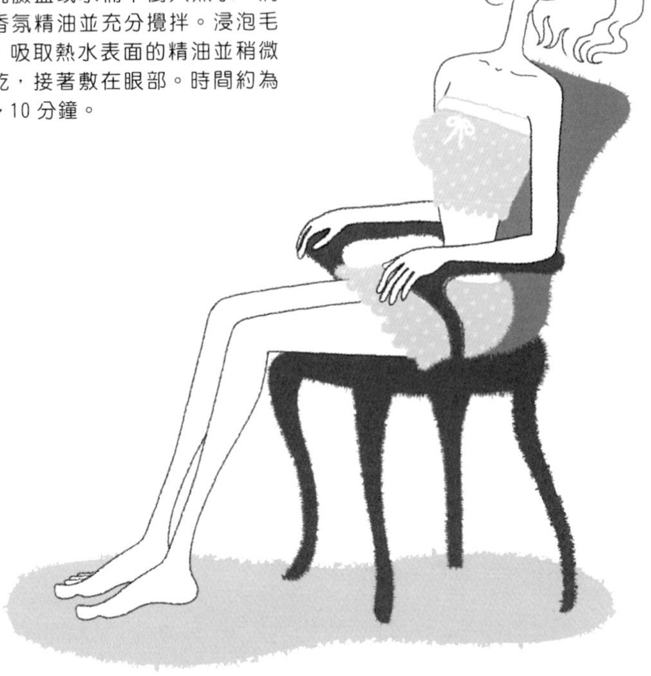

症狀 7

頭痛

在頭痛症狀中，特別讓眾多女性困擾的，是偏頭痛。單側或兩側的太陽穴隱隱作痛，彷彿頭內有拳頭敲打般的痛楚來襲，嚴重時還會噁心或嘔吐，甚至可能影響到日常生活。

目前尚無法明確得知造成偏頭痛的原因，但極可能是因為腦部血管擴張、血管周圍有發炎症狀，使得頭部感到疼痛。此外，偏頭痛也和女性荷爾蒙的分泌有所相關。腦內有一種可以讓人感覺幸福的物質，叫做「血清素」，但血清素很容易受女性荷爾蒙的雌激素影響。雖然情況因人而異，但在雌激素遽減的排卵期及經期前，血清素也會遽減，此時血管的擴張，就會造成偏頭痛發生。

在此所介紹的「太陽」、「頷厭」、「懸顱」、「懸釐」穴道，有放鬆頭蓋骨，並改善其血液循環之效果。偏頭痛時，試著按摩看看吧！頭痛有可能是其他重病的徵兆，因此當頭痛情況嚴重到影響日常生活時，請務必尋求醫師的協助。

穴道按摩方法

太陽穴

位置：從眼尾及眉尾中間，向耳朵移動兩指寬處。

按壓方式：將兩手的食指置於「太陽穴」上，同時按壓以刺激到深處。

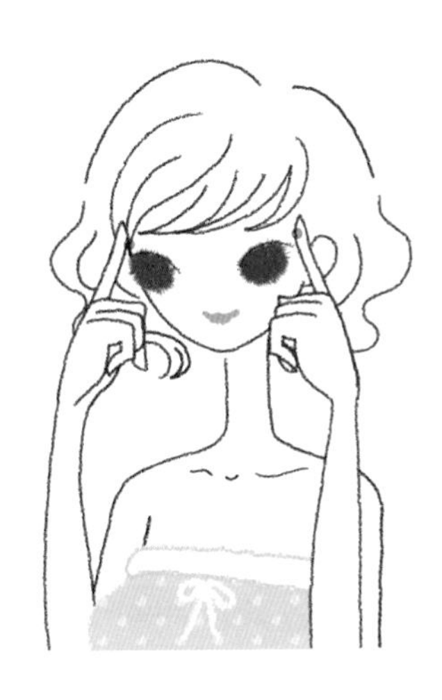

頷厭・懸顱・懸釐

位置：「頷厭」在咀嚼時，肌肉微動處（太陽穴下方處）；「懸顱」在「頷厭」的斜下方；「懸釐」則在「懸顱」的斜下方。此三穴約位在同一直線上。

按壓方式：將雙手食指指側放在「頷厭」・「懸顱」・「懸釐」上，像是夾著臉一樣地同時進行按壓。

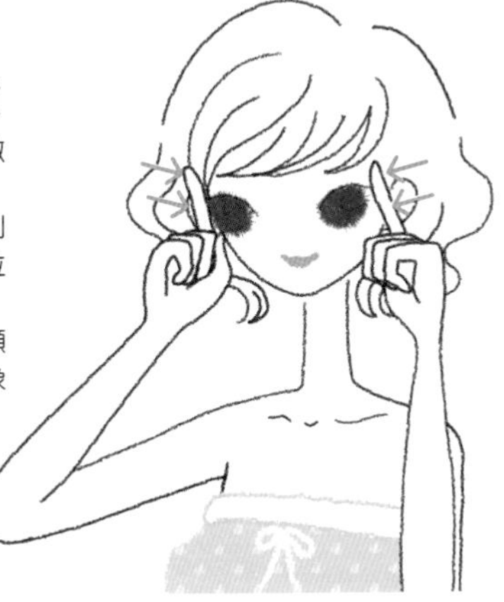

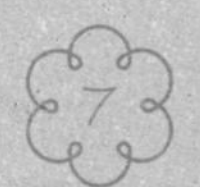

症狀 8

下半身水腫

明明一早順利穿上的跟鞋或靴子，到了傍晚卻發現腳腫到穿不進去！想必很多人有過這樣的經驗吧！

試著用手指按壓小腿前側骨處或腳背20秒左右，凹陷後卻遲遲無法復原的話，就表示有水腫的情況。若坐視不管，將會產生橘皮組織、造成下半身肥胖，需要特別注意！

體內的老廢物質或多餘的水分無法完全排出，累積在體內，就會造成水腫。原因則有可能是運動不足造成的肌肉衰弱、身體受寒造成的血液循環不良、骨盆變形、礦物質攝取不足等。

此外，女性體內在排卵時，會大量分泌使子宮內膜變厚的黃體激素（黃體荷爾蒙），從排卵後到經期結束的這段期間，較容易發生水腫的情況。

若發現下半身有水腫的情況時，建議透過按摩腿部，提高下半身的血液循環及代謝能力，讓多餘的水分及老廢物質得以排出。

5次

腿部按摩方法

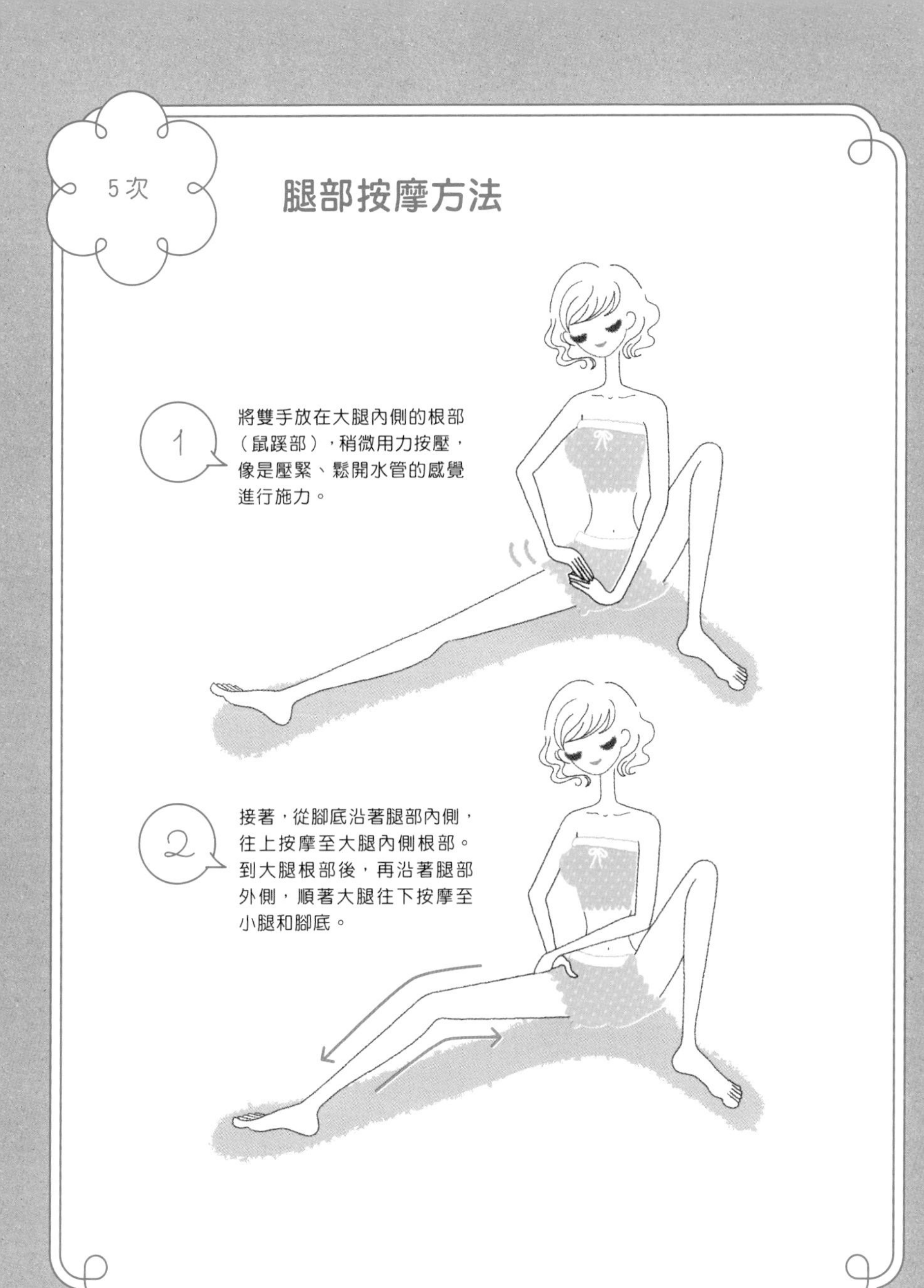

1
將雙手放在大腿內側的根部（鼠蹊部），稍微用力按壓，像是壓緊、鬆開水管的感覺進行施力。

2
接著，從腳底沿著腿部內側，往上按摩至大腿內側根部。到大腿根部後，再沿著腿部外側，順著大腿往下按摩至小腿和腳底。

症狀 9

便秘・腹瀉

好幾天未解便的嚴重便秘、只要隨便一個狀況就開始腹瀉，兩者都是女性常見的問題。雖然症狀完全相反，但兩者的共通點都是腸道不適。

腸子在身體當中非常靠近子宮及卵巢，因此相當容易受到每個月的經期所影響。舉例來說，排卵時所分泌的黃體激素（黃體荷爾蒙）會讓身體想要儲存水分，腸內糞便的水分也會被剝奪，因而容易造成便秘。

當進入經期時，身體會分泌一種叫做前列腺素的物質，使得子宮收縮，但也因此造成腸道活動旺盛，進而導致腹瀉。

此外，有很多時候，便秘或腹瀉都是因為不正常的飲食習慣、食物纖維攝取不足、運動不足、身體受寒所造成的。為了能每天順利排便，請嘗試重新調整生活習慣吧！下頁中會介紹有助腸道蠕動的「天樞」穴，容易便秘或腹瀉的人一定要特別牢記。

左右各
旋繞按摩
5 次

穴位按摩方法

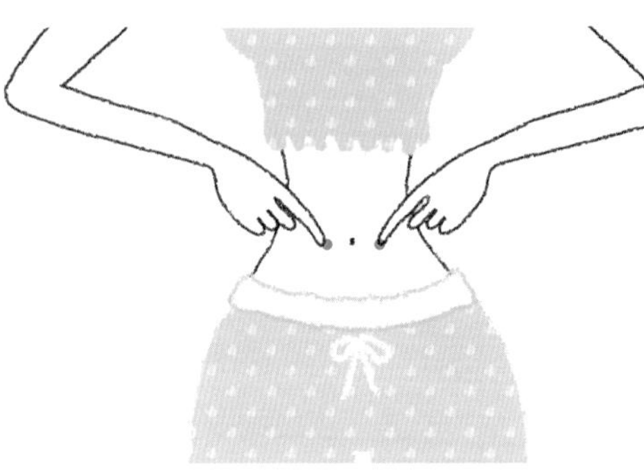

於「天樞」穴（肚臍兩側，向外約三根手指處之穴道）以雙手的食指邊吐氣邊按壓。

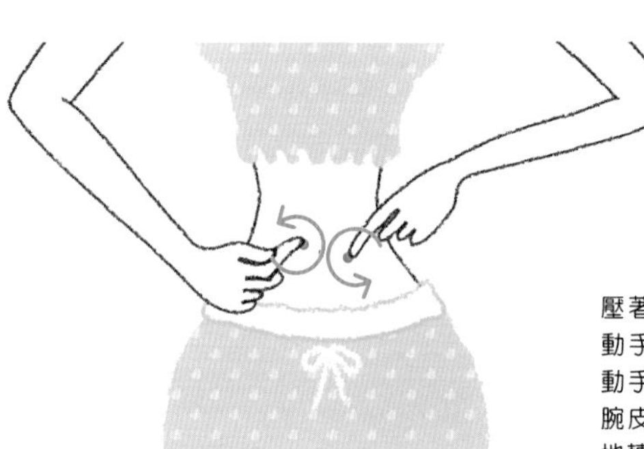

壓著天樞穴同時充分轉動手腕，按摩穴道。轉動手腕時盡量不要讓手腕皮膚產生皺摺般確實地轉動。

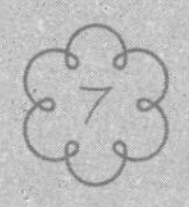

Column 3

不孕症治療需要花費多少錢？

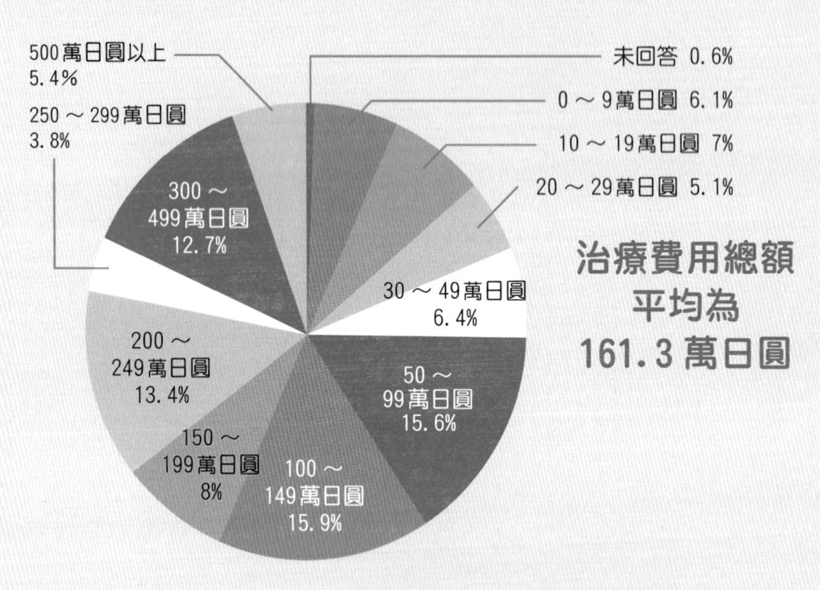

治療費用總額平均為161.3萬日圓

2012～2013年JINEKO民調／回答：訪問942位有過不孕症治療經驗者

擔心未來遲遲無法受孕，想接受不孕症治療的話，最在意的是經濟上能否負擔。費用依受訪者的治療時間長短及治療方法而有所差異，因此此表僅供讀者作為參考依據。不孕症治療的花費會依地區、醫療院所的不同而有異，還有部分地方政府也會提供補助金。

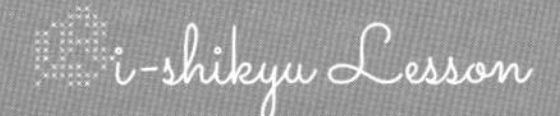

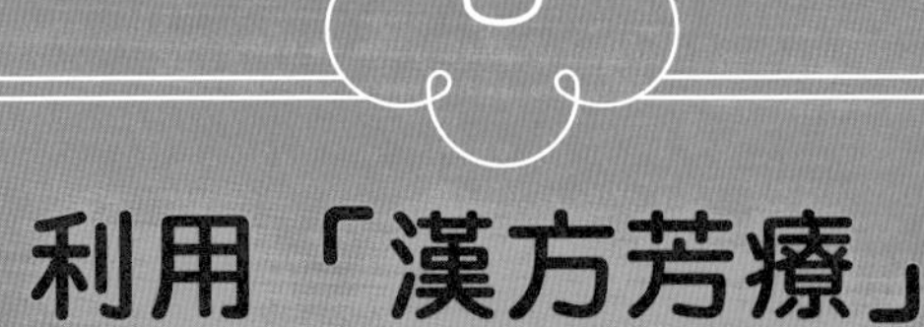

利用「漢方芳療」調理體內平衡

中醫的基礎
認識「氣・血・水」

本章將介紹透過結合中醫與芳香療法的「漢方芳療」，讓讀者離「美子宮」更近。「漢方芳療」是對身體、子宮&卵巢相當溫和的療養法。首先，先一同來了解中醫的基本概念。在中醫學裡，認為人的身體中，「氣・血・水」這3個要素是生命的綜合能量。當這3要素處於平衡狀態時，身體也相對處於「健康」的狀態。

●氣……人類活動時所需的必要能量。雖然肉眼無法看到，但卻扮演著維持生命相當重要的角色。

●血……與西洋醫學所述的血液不盡相同。除了將營養運送至身體、滋潤細胞外，還扮演著穩定心靈的角色。

●水……指唾液、眼淚、汗水、關節液等，除了血液之外的身體中的水分。

氣・血・水並非各自單獨活動，而是相互影響，任一過剩或不足時，皆會引起身體的不適。

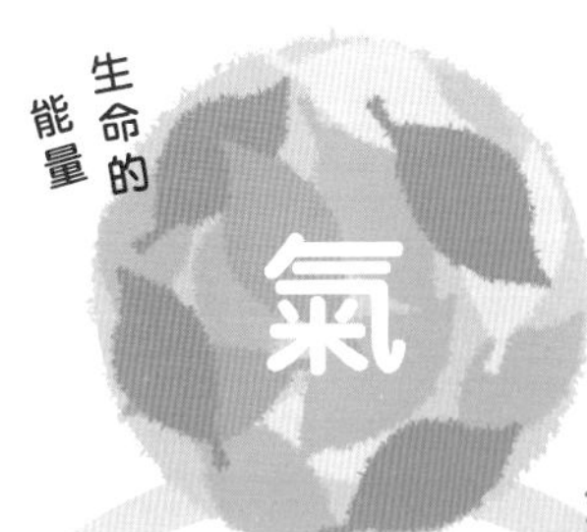

氣的運行
- 讓身體成長
- 讓內臟活動
- 暖和身體、維持體溫
- 讓血・水循環
- 預防惡氣入侵
- 排出老廢物質

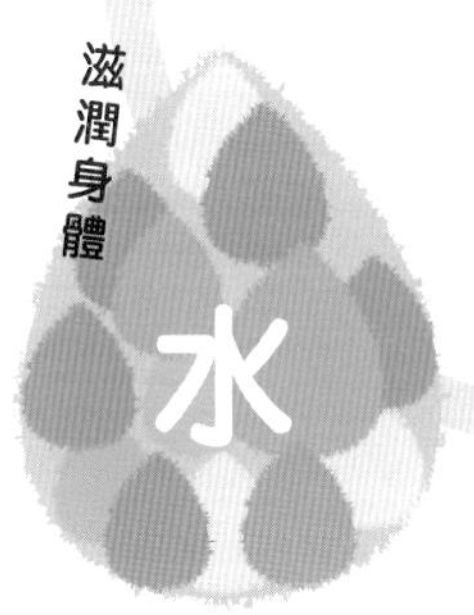

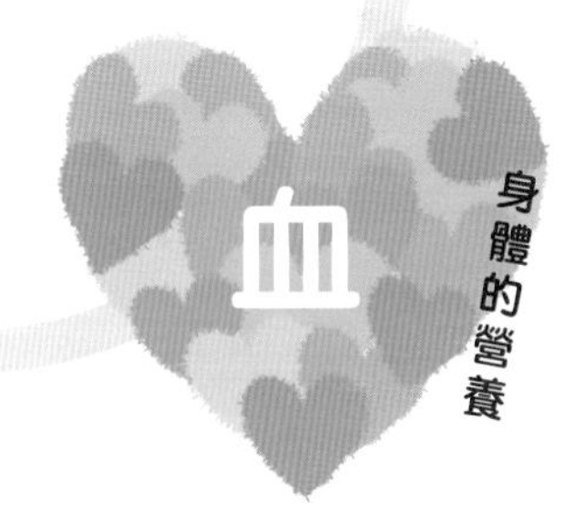

水的運行
- 循環、滋潤全身
- 協助調節體溫
- 使身體運作更順暢

血的運行
- 運送營養至身體各器官
- 提供身體滋潤
- 維持心靈安定

你是哪種體質？認識6種體質

為了調理身體不適，讓子宮及卵巢更健康，首先最重要的是知道自己屬於哪種體質。

以中醫的觀點而言，當氣・血・水處於平衡就是健康，因此以3要素中，何者不足，何者滯留為基準，將體質分類成下述6種類型。

●氣不足之「氣虛型」⇕●氣滯留之「氣滯型」
●血不足之「血虛型」⇕●血滯留之「瘀血型」
●水不足之「水虛型」⇕●水滯留之「痰濕型」

138頁中將介紹「體質診斷檢測」，請讀者務必試試。先了解自己屬於何種體質是相當重要的。

146頁起所介紹的「漢方芳療」，是藉由植物所具備的溫和力量（精油），調理氣・血・水之平衡，使身心健康。

體質會改變，需隨時檢測

體質是與生俱來和經年累月所累積起來的，並不會天天改變。但體質深受現今的生活型態影響，檢測體質後，可能會發現自己在「氣虛型」及「瘀血型」中符合的項目數一樣，也就是呈現複數類型的情況。這時，筆者建議可一起參考「氣虛型」及「瘀血型」內容，混合兩者的療養法。

人類的身體會受氣候變遷、疾病或壓力大小等各種因素影響而變化。即便檢測體質時，顯示為「血虛型」，有可能一個月後，結果又會不一樣。或者，有可能只有在壓力大的工作繁忙期間，身體呈現「氣滯型」體質。這是因為原本的體質受到「當前各種狀況」的影響而有所變化。

不要診斷一次後就決定「我就是某某型」，而是身體狀態佳時也檢測看看，確認過去的體質及現在的身體狀態吧！如此一來，便能以最適當的方法照護自我的身體。

了解自己現在的體質類型

體質檢測

A

- ☐ 容易疲累，隨時有身體沉重感
- ☐ 容易出汗，稍微活動就會汗流浹背
- ☐ 容易感冒卻不易痊癒
- ☐ 稍微活動就感覺喘不過氣
- ☐ 疲累時會不舒服
- ☐ 沒什麼食慾
- ☐ 容易喪氣，內心容易受傷害
- ☐ 手腳容易冰冷
- ☐ 缺乏肌力
- ☐ 人際關係上，往往都是扮演和事佬

______個

A 選項較多者跳 140 頁

B

- ☐ 容易心浮氣躁，易怒
- ☐ 腹部容易累積氣體
- ☐ 常嘆氣、常打嗝
- ☐ 會感覺喉嚨好像卡著異物
- ☐ 有頭痛、肩頸酸痛、關節痛、胃痛、手腳易發麻
- ☐ 緊張或憤怒時，身體就會不舒服
- ☐ 身體常有疼痛，且痛點會移動
- ☐ 經期前容易身體不適
- ☐ 不易入睡
- ☐ 好發攻擊性言語，不善體諒他人的心情

______個

B 選項較多者跳 141 頁

C

- ☐ 容易暈眩或起身時頭暈
- ☐ 頭髮易受損、掉髮多
- ☐ 睡眠很淺、易作夢
- ☐ 肌膚或指甲無光澤
- ☐ 被說臉色很差
- ☐ 常感到心悸
- ☐ 容易上火
- ☐ 經血量少，或月經週期長
- ☐ 認為自己是少言安靜且認真的人
- ☐ 容易沉醉在自己的世界裡

______個

C 選項較多者跳 142 頁

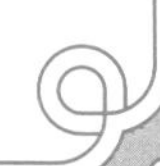

在下述選項中，將符合自我描述的項目打勾。項目數最多的類型就是你目前的體質類型。項目數一樣多時，則視為複合型，請參考兩者類型的詳細內容。此外，體質是會不斷變化的。若感到身體有變化時，再隨時進行檢測！

D

- ☐ 皮膚乾澀，皺紋雀斑多
- ☐ 膚色偏藍紫色或黑紫色，感覺粗糙
- ☐ 肌膚暗沉
- ☐ 眼睛下方易生成黑眼圈
- ☐ 受傷或開刀過的舊傷口有時會感覺疼痛
- ☐ 肩膀、腰部、頭部會有強烈刺痛感
- ☐ 夜間容易肩痛、腰痛、頭痛
- ☐ 經痛嚴重，經血中有肝狀血塊
- ☐ 性格堅毅忍耐，易累積壓力
- ☐ 做事一絲不苟、畢恭畢敬，非常講究道義

______ 個

D 選項較多者跳 143 頁

E

- ☐ 易口渴，常想要攝取水分
- ☐ 感冒後，容易乾咳
- ☐ 出浴時，皮膚馬上變乾燥易癢
- ☐ 容易便秘，排出的糞便為顆粒便
- ☐ 尿量少、尿色濃
- ☐ 總呈上火狀態
- ☐ 容易眼睛模糊
- ☐ 皮膚表面粗糙、毛孔粗大
- ☐ 持續微微發燒
- ☐ 容易露出消極、軟弱的一面

______ 個

E 選項較多者跳 144 頁

F

- ☐ 身體或手腳易感覺沉重、容易水腫
- ☐ 容易胃部不適
- ☐ 雨天或濕度高時，身體易不適
- ☐ 多唾液及痰，口腔內有黏稠感
- ☐ 軟便
- ☐ 容易因花粉症或鼻炎而流鼻水
- ☐ 有暈眩情況發生
- ☐ 容易噁心、嘔吐，搭乘交通工具時易暈眩
- ☐ 個性任性、好勝，忌妒心強且愛現
- ☐ 給人感覺是華麗、喜好熱鬧型

______ 個

F 選項較多者跳 145 頁

氣虛型

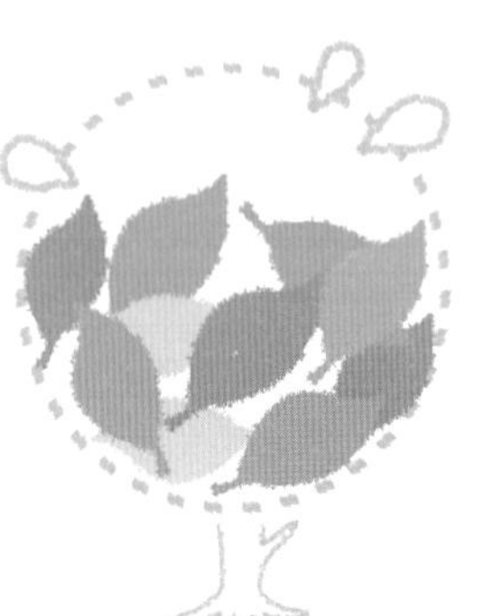

有點駝背

看起來比實際年齡老

感冒不易痊癒

嗜睡、身體沉重

手腳冰冷

在意下半身肥胖

稍微活動就流汗

總是感覺身體沉重、容易疲累生活習慣混亂類型

被稱為人類生命力的氣力及體力不足之故，容易疲累，做什麼事情都覺得麻煩。

早晨爬不起來，對於準備餐點及運動都興趣缺缺，導致生活習慣混亂，最後陷入已經不足的氣越來越少的惡性循環中。

有經常性疲勞感或倦怠感。容易感冒，且一旦感冒就久久無法痊癒。

腸胃弱，容易腹瀉。

舌頭 CHECK

- 舌頭感覺浮腫、偏厚
- 舌色整體偏淡
- 舌緣像鋸齒形狀

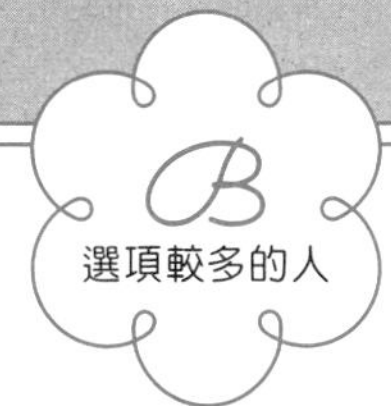

B
選項較多的人

氣滯型

易心浮氣躁
易動怒
不易入睡
眼球易充滿血絲
肌膚偏紅感覺
充滿脂肪
容易放屁或打嗝
腹部易囤積脂肪

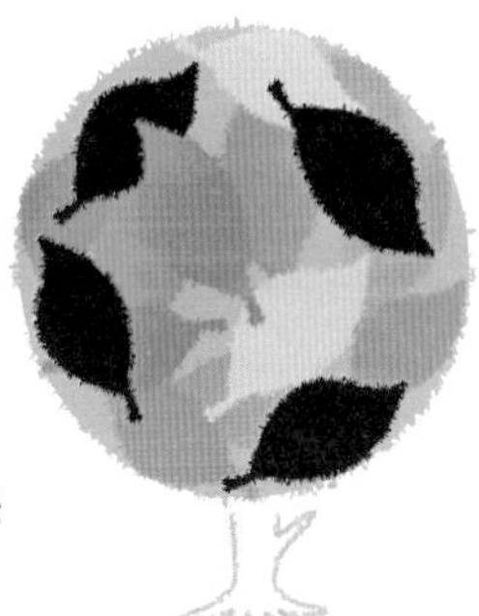

壓力累積，
心浮氣躁能量停滯類型

是屬於因壓力或緊張，使氣循環停滯的類型。不善排解壓力或放鬆，容易變成完美主義者。

原本氣在體內是處於一直循環的狀態。當氣無法順利運行時，身體就會出現浮腫、膨脹感，也容易出現疼痛。

此外，氣滯時，將不易控制情緒，容易心浮氣躁、心情鬱卒。

舌頭
CHECK

- 舌頭中心偏白、顏色偏淡
- 舌頭兩側呈現紅色
- 舌頭帶有淡黃色舌苔

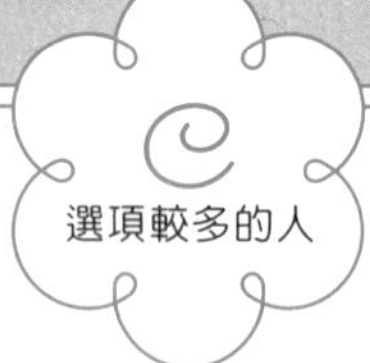

選項較多的人

血虛型

掉髮或頭髮稀疏，
多白髮
起身會頭暈或暈眩
容易耳鳴
認真沉穩類型
臉色差、膚色青白
容易月經不順
指甲易斷裂

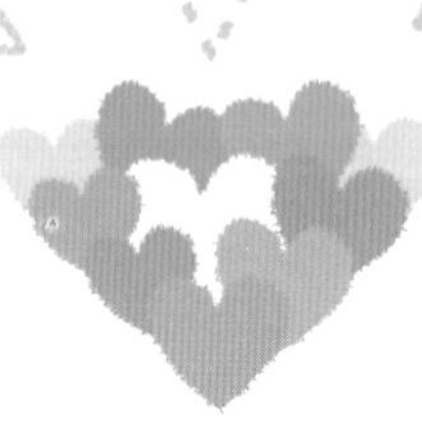

體內的「血」不足
身體有輕飄感，乾澀類型

此類型的人，因運輸氧氣及營養至身體各個部位的「血」消耗旺盛，或者無法充分造血，導致需求量不足。原因有可能是熬夜、減肥、偏食。

會感覺肌膚或頭髮無光澤，身體有輕飄感，手腳冰冷。也容易造成月經不順。

此外，也有可能是因為氣虛或氣滯（P140-141），進而造成血不足。

舌頭
CHECK

- 看得到舌頭整體有偏白的舌苔
- 舌色偏淡、偏白
- 舌頭小

瘀血型

有常態性肩膀酸痛或腰痛

容易產生皺紋或雀斑

肌膚暗沉粗糙

眼睛下方易產生黑眼圈

經痛嚴重，有血塊

凡事容忍，偶爾情緒會爆發

血液黏稠、流動緩慢 代謝能力降低類型

因壓力、身體受寒或過勞等原因，造成血液黏稠易凝結的狀態，稱之為「瘀血」。此類型的人，其身體的血液循環是不佳的。

氧氣及營養無法運送至身體各角落，易造成肩頸酸痛或頭痛，以及容易產生皺紋或雀斑。

此外，易有經痛變嚴重、有血塊等生理不適症狀，也是此類型的特徵之一。

舌頭 CHECK

- 舌頭有偏黑如皺紋般的斑點
- 舌色為帶紫的暗沉色
- 舌頭內側靜脈明顯浮起

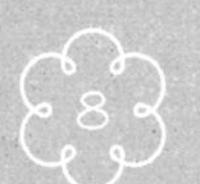

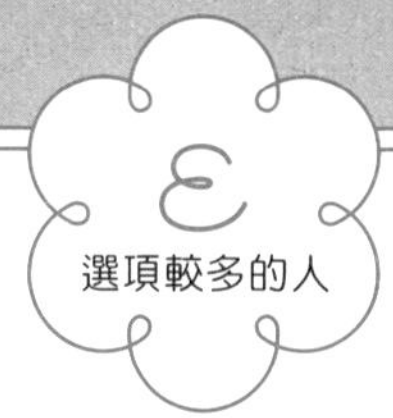

ε
選項較多的人

水虛型

睡眠淺、睡覺時易盜汗
關節僵硬
不易活動
毛髮或肌膚乾燥
喉嚨或口部易乾渴
尿量少、便秘感
怯懦、消極

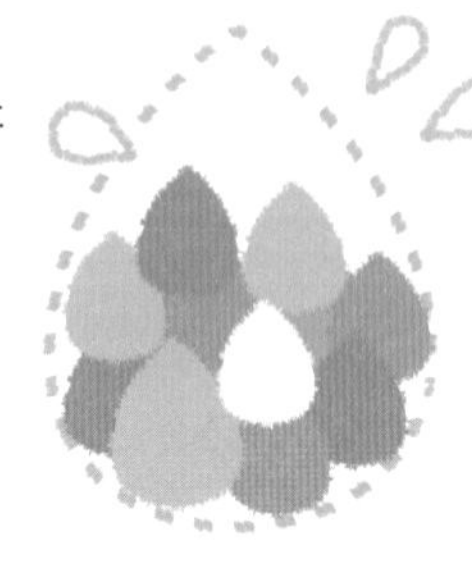

因水分不足，使得體內乾燥的類型

這是身體中水分不足的情況。肌膚或頭髮缺水乾燥，唾液量少，口內乾涸，糞便含水量不足、容易便秘的類型。

由於關節的水分也不足，因此常常無法順暢活動，甚至有時劇烈運動後會感覺疼痛。

此外，因降低體內熱氣的水分不足之故，易發熱或面紅耳赤。

舌頭 CHECK

- 舌頭整體偏紅
- 舌頭表面有裂痕
- 幾乎無舌苔

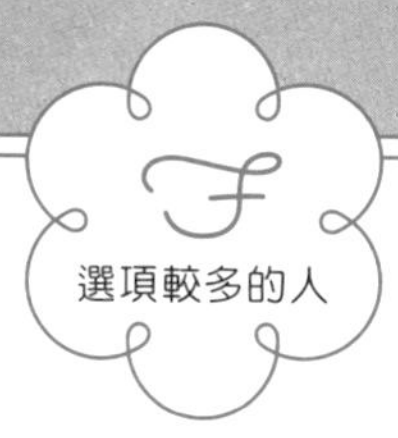

痰濕型

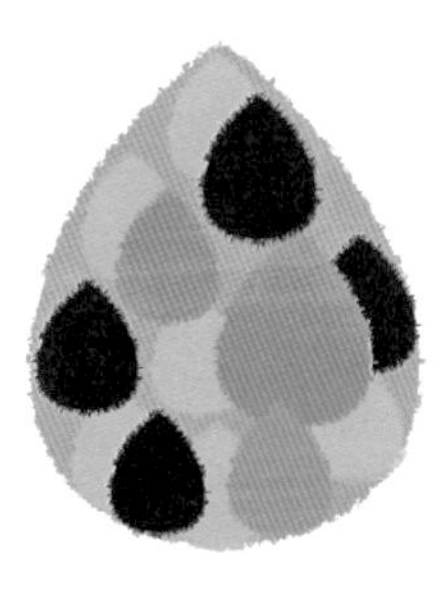

因多餘的水分
引起身體不適之類型

為不注重健康或壓力過大，造成體內累積多餘水分之類型。許多日本女性為此類型。特別是飲食上會過度使用胃腸習慣的人，容易形成痰濕類型。

我們的身體裡，有 60% 以上是水分，讀者可能會直覺認為體內水分多是好事，但當水的循環或排出狀況不佳時，會造成相當不良的影響，身心都會產生不適症狀。

舌頭
CHECK

- 舌頭整體略顯浮腫
- 有黃色或白色舌苔
- 舌苔黏稠

透過「漢方芳療」，規劃自我專屬的療護

為改善體質，在此以「漢方芳療」的觀點，介紹各類型的體質在日常生活中應注意哪些細節。

「漢方芳療」是結合中藥、穴道等中醫學，以及源自歐洲的芳香療法而成的新療法。關注每個人不適的原因進行治療的中醫概念，以及根據症狀調配精油的芳香療法，兩者的共通點是導出人與生俱來之能量的「符合個人需求的專屬療護」。「漢方芳療」可以說是集結東西方傳統自然療法中的諸多優點。

實踐篇！漢方芳療式「養生」法

子宮及卵巢比我們想像中來的敏感，因此容易受身心不適所影響。

各類型體質的讀者請依照下述4個重點，稍微改變生活型態看看吧！之後想必能夠明確感受到身體及心理狀態的改善。

●用餐訣竅……列舉建議的食物或應避免的食物、用餐時的技巧。

●沐浴訣竅……介紹各種體質適用之有效漢方芳療沐浴法。

●精油調配……依照各體質類型，介紹適合的精油及調合搭配的比例。

●中藥……介紹適合各體質類型的中藥。雖然中藥可於藥局直接購買，但建議初次接觸者應先向專科醫師諮詢，或於專門的中醫藥局取得處方箋。

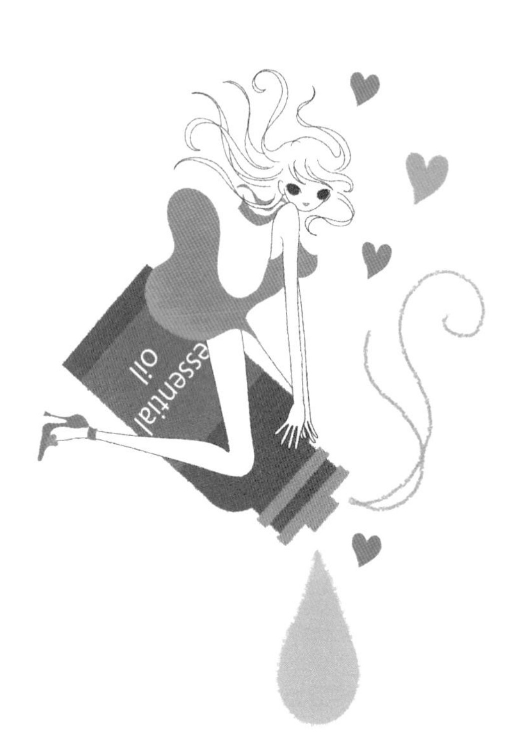

氣虛型要讓生活規律！

若氣虛型的人要改善體質，早睡早起、規律的生活作息比什麼都來的重要。必須充分休息，讓身心得以休養，好填補失去的氣力。

氣虛者胃腸較弱、消化機能降低，因此應盡量避免油膩、重口味、過甜等不易消化的飲食。也需注意勿暴飲暴食或偏食。「補氣」即為填補氣力，建議食用讓腸胃運作變好的薯類或豆類的溫熱料理。

雖然運動也是必須的，但由於此類型者的體力處於低弱狀態，因此不可突然進行劇烈運動。可先從拉筋、健走、瑜珈等輕度運動開始。

沐浴則是以不造成身體負擔為原則，短時間地浸泡於溫水中。很多人往往會有浸泡於水中時間越長，感覺對身體越好的想法。但對於氣虛者而言，因能量不足，反而會消耗能量，造成身體不適。

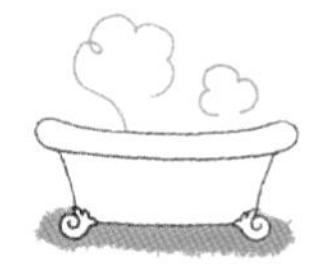

沐浴訣竅

●將身體浸泡於微溫（38～40度）的熱水中。浸泡時，水位及肩。
●避免浸泡時間過長造成疲累。建議約15分鐘即可。
●注意熱水變冷，否則易感冒。
●當疲累或身體不適時，僅做手浴或足浴也OK。

用餐訣竅

●多食用煲鍋類或地瓜粥等對腸胃負擔較小、易消化的食物。
●減少食用較刺激的食物。
●攝取能調整腸胃、暖和身體的豆類或薯類食物。

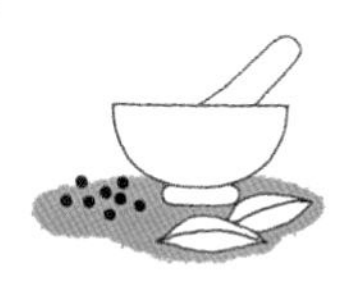

中藥

●四君子湯
●六君子湯
●補中益氣湯

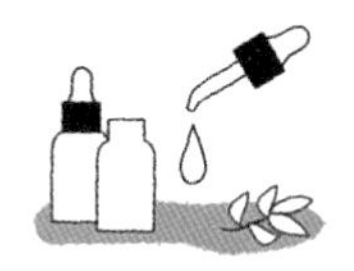

芳香精油

●甜橙
●薰衣草
●玫瑰草
●菩提花
●薑精油
●廣藿香

●全身沐浴……於浴缸中滴入共計5滴的精油，充分攪拌後入浴。
→薰衣草2＋甜橙2＋玫瑰草1

氣滯型努力讓身心放鬆！

氣滯型者是責任感強、容易過度努力的類型。理應循環於體內的氣，卻因壓力或緊張而呈現滯凝狀態。日常生活中，需隨時注意勿累積壓力。此外，也要積極尋找讓身心得以放鬆的方法。

不過，不建議以飲食或飲酒的方式來消解壓力。若體重過度增加的話，反而會使氣更加停滯。飲食方面，具提氣效果的辛香蔬菜（辛香類配料等）或香草、柑橘類等建議積極攝取。短時間就能輕易轉換心情、放鬆身心的芳香療法，非常適合氣滯型者。淋浴時，只要在浴室地板滴上幾滴精油，藉由熱氣即可得到芳香浴效果。

沐浴時，建議將半身浸入38～40度微溫的熱水中。時間長短則是以自己感到舒適為原則。藉此將累積在頭部的熱氣分散至身體，讓自己在睡前得以充分放鬆。

沐浴訣竅

●將半身（至胸部下方）浸泡於微溫（38～40度）的熱水中。

●僅淋浴時，在浴室地板滴上數滴精油，即有芳香浴效果。

●推薦柑橘類的泡澡，如柚子浴。

用餐訣竅

●攝取可提氣、抑止暴飲暴食的辛香蔬菜或香草類。

●食用橘子或葡萄柚等柑橘類。

●為強化與氣滯緊密相關的「肝臟」，建議食用的青江菜及枸杞。

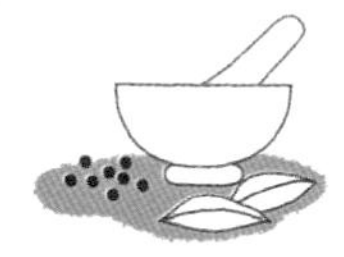

中藥

●越鞠丸
●半夏厚朴湯

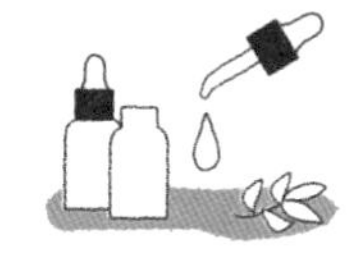

芳香精油

●葡萄柚　●薰衣草
●佛手柑　●絲柏
●乳香
●羅馬洋甘菊

●芳香浴……想轉換氣氛或就寢時，可於手帕或化妝棉滴1～2滴精油，享受芬芳。也可將其夾在胸罩裡。
→乳香1＋佛手柑1

血虛型需要補血的飲食及休息！

血虛型者因無法充分製造體內運送營養及氧氣的血液，而有血不足情況。原因可能是因減肥而極端的限制飲食，或外食比例高等。營養不均的不良飲食，會讓身體無法製造血液。因血液不足造成的肌膚或頭髮乾澀問題，可以藉由積極攝取具有補血作用的食材，如肝臟類、菠菜、紅肉魚類等來自然地改善。

另外，中醫認為「用眼會消耗血液」。減少電腦、手機、電視的使用量，盡可能地讓雙眼休息吧！夜間是造血的時間，因此絕對不可熬夜或徹夜未眠。

沐浴的重點，則是搭配經期的步調。經期時若過度泡澡使身體過熱的話，將會增加出血量，讓體內原本就量少的血更加減少，因此建議經期中只淋浴就好。但在月經來潮前的高溫期時，為使血液運行全身，建議可浸浴在38～40度微溫的熱水中約10分鐘。

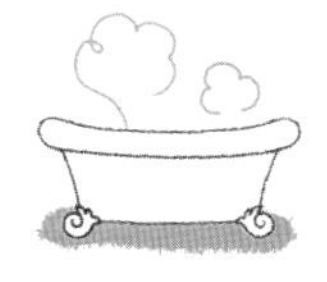

沐浴訣竅

●經期時容易貧血，因此淋浴即可。
●從排卵至月經來潮為止的高溫期，可透過短時間的泡澡，促進血液循環。
●眼睛容易疲勞，可以毛巾熱敷。

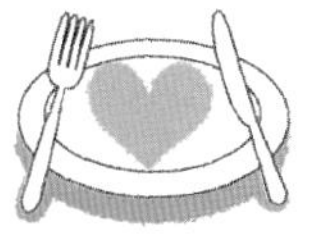

用餐訣竅

●攝取具造血作用的羊栖菜、肝臟類、菠菜、黑棗。
●食用紅肉魚，如鮪魚、鰹魚等的生魚片。
●注意不可偏食，需讓飲食營養均衡。

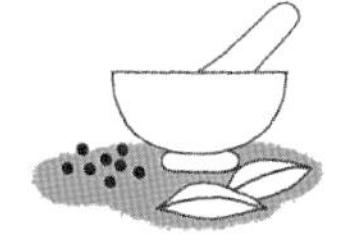

中藥

●四物湯
●當歸補血湯

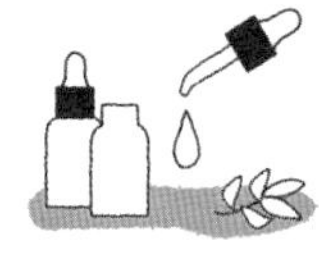

芳香精油

●天竺葵　●檸檬
●依蘭　●黑胡椒
●奧圖玫瑰　●茴香

●芳療濕巾……於 70 ～ 80 度熱水中滴入 3 滴精油，浸泡毛巾吸取浮在水面的精油後，輕輕擰乾。在睡前敷於眼部或頸部，消解一日的疲勞。

→天竺葵 2 ＋檸檬 1

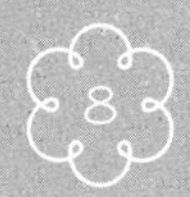

瘀血型注重增進血液流動&代謝力！

「瘀血」是因身體受寒、壓力、過勞或睡眠不足等原因所引起，血液在體內無法順暢流動，且有黏稠結塊的情況。

在中醫裡，一般認為瘀血是萬病的根源。瘀血也是經痛或月經不順的原因，對於子宮和卵巢相當不利，若坐視不管的話，將有可能引發重病。因此，需十分注重促進全身血液循環、提升代謝力。

飲食方面，應多攝取能讓血流順暢或能暖身的食材。

運動也可以有效地促進血液循環。許多瘀血型者都會有的肩膀酸痛或腰痛症狀，可藉由運動來緩解。對於不擅長從事運動者，則推薦以下半身為中心的按摩法。

在每天忙碌的生活中，最簡單的促進血液循環方法，就是沐浴。以41～42度略高溫的熱水，進行15分鐘以上的上半身浴，可以暖和身體內部，改善血液循環不良。一邊進行半身浴，一邊閱讀書籍或雜誌、欣賞音樂，或於水中加入自己喜歡的精油，花些心思讓自己能夠放鬆吧！

沐浴訣竅

●以 41 ～ 42 度略高溫的熱水進行 15 分鐘以上的上半身浴，使身體內部也能暖和。
●一邊泡澡一邊進行伸展或按摩，更能提高代謝力。
●開啟浴室的抽風機，避免過度悶熱。

用餐訣竅

●利用花枝或螃蟹等食材讓血液清暢。
●攝取可改善瘀血的韭菜、蒟蒻、黑醋。
●為提升代謝力，建議食用薑、大蒜等辛香類蔬菜。
●冰冷飲品會使體內受寒，因此請盡量飲用熱飲。

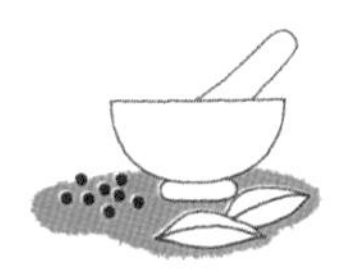

中藥

●桃核承氣湯
●桂枝茯苓丸
●溫經湯

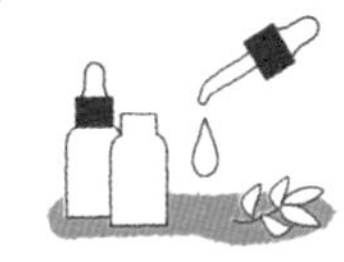

芳香精油

●甜馬鬱蘭
●快樂鼠尾草
●奧圖玫瑰
●迷迭香
●天竺葵
●薄荷

●芳療按摩……於 15ml 植物油（基礎油）中滴入 3 滴精油，按摩腰部或腹部。
→奧圖玫瑰 1＋快樂鼠尾草 2

水虛型讓身體儲蓄水分！

「水虛」是因體內水分明顯不足，以致身體乾涸失水。頭髮或肌膚乾澀、口內乾燥、乾眼、便秘、關節痛等都是因體內的水分不足所引起。水虛型者所需要的，是補充水分、讓身體得以滋潤，避免水分從身體流失。

平時注意可從生菜、水果等食物攝取水分。一般都會認為可以由飲品中補充水分，但這樣的水分易成為尿液排出，因此也必須從食物中充分攝取水分才行。此外，水虛型者體內降低熱度的水分不足，因此也容易感覺燥熱或上火，需盡量避免會讓身體過度上火的辛香料。

有時睡眠中會流汗，在自己未察覺的情況下流失水分，因此建議可於床頭準備飲用水，睡醒時立即飲用。另外，水虛型者關節處的水分也不足，需盡量避免過度劇烈的運動。沐浴則是以微溫的熱水快速進行即可。

沐浴訣竅

- 浸泡於 37 ～ 38 度微溫的熱水中約 5 ～ 10 分鐘。
- 長時間浸泡在熱水中將會讓水分流失更嚴重，因此需避免。
- 流汗也會造成水分流失，因此沐浴中也需勤於補充水分。

用餐訣竅

- 食用可滋潤身體的蘋果、香蕉、草莓等水果。
- 利用花草茶、漢方茶等不含咖啡因的飲品補充水分。
- 不要一次大量飲水，需少量多次攝取。

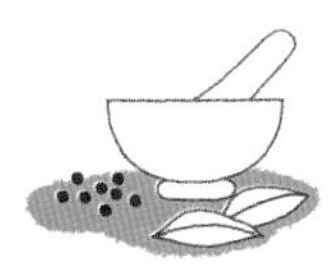

中藥

- 六味地黃丸
- 知柏地黃丸
- 左歸丸

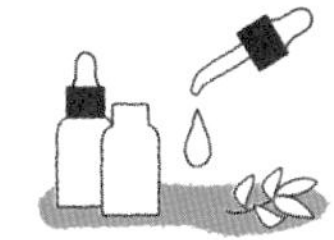

芳香精油

- 沈香醇百里香
- 天竺葵
- 羅文沙葉
- 杜松
- 橙花
- 檀香

- 吸入……於裝有略燙熱水的洗臉盆中滴入 2 ～ 3 滴精油，蓋上浴巾避免蒸氣流失。閉上雙眼，緩緩呼吸 5 ～ 10 分鐘。

  →橙花 1 ＋沈香醇百里香 1

痰濕型排出多餘的水分！

身體中多餘的水分會被血液或淋巴液所回收，並以汗水、尿液或糞便的形式排出體外。但由於營養不均衡或壓力等因素，導致這個機制無法順利運作，造成多餘的水分累積於體內而變得黏稠或結塊，即稱為痰濕型。

我們的身體有60％是由水所組成，因此若有黏稠的水分結塊生成，將會使身心產生許多不適。

要改善痰濕的話，其中一個方式為運動。可以藉由健走或慢跑等有氧運動鍛鍊肌肉。當血液流動及代謝改善時，水分也就容易排出體外。

飲食方面，需避免暴飲暴食，並積極攝取小黃瓜或番茄等利尿效果好、可將水分排出體外的食材。

沐浴方面，藉由較熱的熱水充分暖和身體，重點是必須出汗。此外，出浴後需確實補充水分，讓體內得以注入新水。

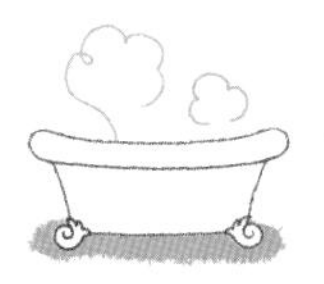

沐浴訣竅

- 以 40 ～ 42 度熱水充分進行半身浴 15 分鐘以上。
- 蓋上浴缸上蓋，使其呈現如三溫暖的環境，大量排汗。
- 泡澡時，若按壓穴道或按摩，可增加效果。
- 出浴時，確實補充水分。

用餐訣竅

- 避免冰冷飲品、甜食、重口味食物。
- 攝取番茄、小黃瓜、櫻桃、紅豆等具有利尿效果的食材。
- 推薦可幫助多餘水分排出體外的玉米茶、薏仁茶、魚腥草茶。

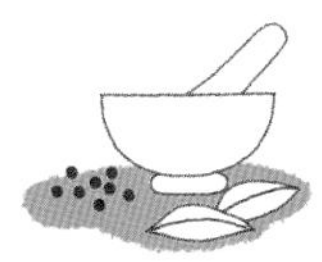

中藥

- 豬苓湯
- 五苓湯
- 防已黃耆湯

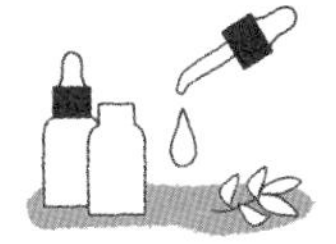

芳香精油

- 尤加利
- 橘子
- 橙花
- 茶樹
- 佛手柑
- 杜松

- 足浴……暖和足部能促進全身血液循環，改善冰冷或水腫情況。準備較大的水桶，倒入較熱的熱水後，滴入 3 滴精油，浸泡整個小腿部約 10 分鐘，充分使其暖和。
 →杜松 2 ＋尤加利 1

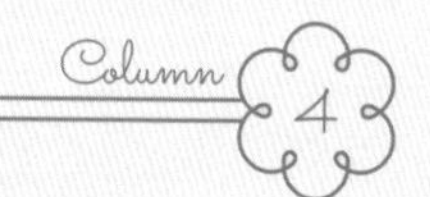

從開始治療不孕症到懷孕，需要多少時間？

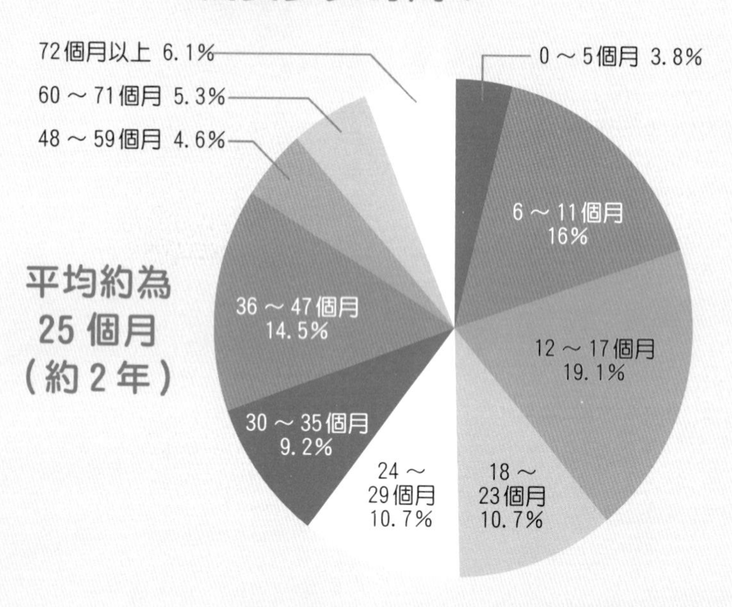

2012～2013年 JINEKO 民調／回答：藉由不孕症治療得以懷孕者 926 人

上圖顯示透過不孕症治療得以懷孕者所花費的治療時間。約半數者為 2 年內、70% 者得以在 3 年內懷孕，但其中花費 5 年以上懷孕者占 1 成。治療期間需花費許多治療費，需配合不同的治療方法，又必須努力地保留住工作，甚至可能會影響到日常生活。此外，也有人即使經過長時間的治療，仍無法懷孕。

i-shikyu Lesson
9
丟掉身體與心理的
”包袱”

解答令人徬徨的不安與疑慮

此書透過「粉紅色子宮計劃」提出建議，讓希望有天能夠懷孕者、或者還沒有懷孕規劃者皆能夠擁有充分調理過的健康子宮，也就是「美子宮」。

但是，和只要努力就可以親眼看見成果的減肥或護膚不同，我們無法看見自己的子宮和卵巢。正因為看不見，想必會有不安及徬徨。

「何時能懷孕」的不安

現在常常能在電視或雜誌上看到「妊娠活動」、「卵子老化」等關鍵字。彷彿被設了期限般、感覺自己被督促著，隱隱有「自己何時才能懷孕呢」、「以前曾經發生過這些事，所以很擔心」等令人徬徨的不安襲來，想必甚至有人因此情緒憂鬱。

本來，懷孕及生產是和喜歡的男性相遇、相愛的快樂結果。但若是因此產生壓力或煩惱，讓子宮和卵巢承受壓力的話，就是本末倒置了。

本章節將針對生活習慣、過往的徬徨、難以和他人討論的性事煩惱，以及「何時能夠懷孕」等疑問提供解答。

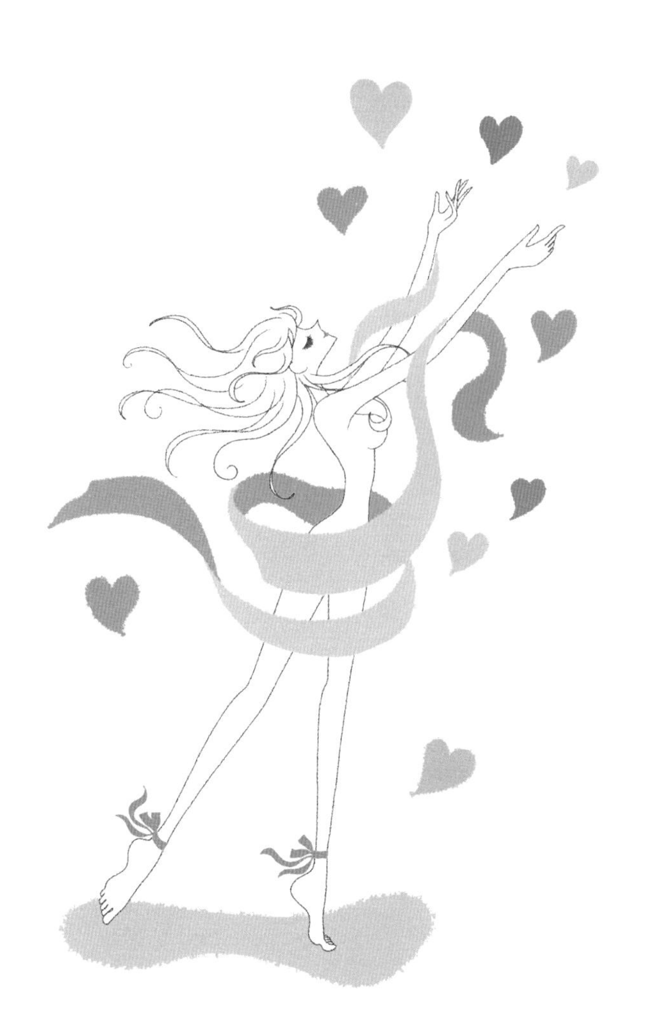

體型・體質

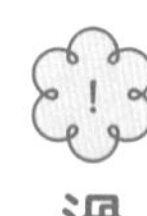

過胖／過瘦

體質或體型會依個人情況有所差異。可能某些人是標準體型，看起來相當健康，但實際上卻因壓力造成嚴重的經期不順；有些人可能看起來過瘦，但實際上月經及排卵都很正常，要懷孕沒有問題。

一般而言，人類的身體處在適當體重時，必要的荷爾蒙較容易分泌。過重或過輕者，的確是會有不易排卵、容易月經不順的情況產生。

只是並非單純因為過胖或過瘦造成不易受孕，而是過胖的原因，如暴飲暴食、營養不均衡或運動不足，或是過輕的原因，如過度減肥或偏食等才是問題所在。

標準體重是一個簡易判斷目前的體重是否健康的參考數值，多以ＢＭＩ（Body Mass Index）值表示。利用下述公式計算看看吧！

BMI＝體重（kg）÷｛身高（m）×身高（m）｝

標準體重的BMI值落在18．5～25之間。

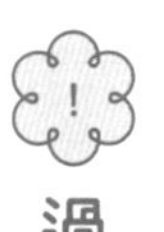

過敏體質

越來越多人有過敏症狀，如花粉症、過敏性鼻炎、蕁麻疹等。

根據日本厚生勞働省的調查，3個日本人中就有1人患有過敏症狀，想必很多人為此所煩惱。

過敏的原因之一為自律神經失衡。自律神經有控制排卵和月經的作用，因此過敏體質將有可能影響到月經及排卵。此外，用來治療花粉症等過敏用藥中，部分有造成月經不順的副作用。

但並非只要是過敏體質就無法懷孕。當症狀嚴重的話，也可於懷孕期間給予投藥。

若有正在服用過敏治療藥，結果出現月經不順或經痛等問題者，並且有在考慮懷孕者，建議向專科醫師諮詢。

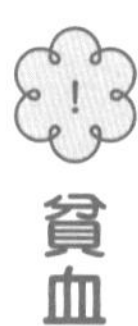

貧血

由於女性每個月會有月經來潮，期間將有大量的血液流出體外，因此有貧血傾向的人數較男性多。貧血並不是指血液量減少，而是指輸送氧氣至全身的紅血球的血紅素減少。簡單來說，就是血液量不變，但成分變稀薄、品質降低的狀態。

這麼一來，身體無法將充足的氧氣及營養提供給子宮及卵巢，子宮內膜厚度也無法充分增厚。建議可以多攝取肝臟類或菠菜等含有高鐵質的食物，並注意須睡眠充足。

體質偏冷／低體溫

許多女性都有的冷底體質問題，在中醫裡視為「萬病的根源」。雖然造成體質偏冷的原因有很多，但其中最大的原因為全身血液循環不良。

和月經、排卵及懷孕有著極大關係的女性荷爾蒙，藉由血液循環，運送至需要的地方。身體受寒、血液循環變差的話，子宮和卵巢就容易發生問題。若坐視不管，將會變得難以受孕。

若發現自己屬於體質偏冷者，努力地改變成為能讓身體暖和的生活型態吧！避免飲用冰冷飲品及食物；在寒冷的季節，利用保溫袋或護腹帶暖和下半身。此外，在炎熱的夏天中，待在冷氣房也會使身體冰冷。可常備薄罩衫、毯子、襪子等，配合自己的生活習慣，想想應對的保暖方法吧！

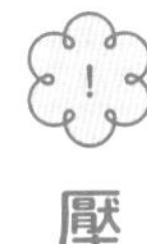

壓力

各位讀者可否曾經有過每天充滿壓力、月經不來、月經延遲的經驗呢？壓力會影響身體的各種機能。控制女性荷爾蒙分泌的腦下垂體，同時也是對付壓力的器官。當壓力過大造成荷爾蒙失調時，即可能會造成月經週期混亂、排卵功能發生問題。過度的壓力也會對懷孕造成負面的影響。

男性當然也會受壓力影響。男性不孕症之一的缺乏精子症（精子濃度過低的狀態）也有可能是壓力所造成的。

雖然無法讓壓力化為零，但可試著找尋適合自己的轉換心情或放鬆的方法，讓自己能夠輕鬆面對壓力。

生活習慣

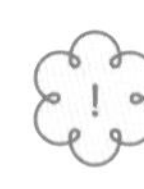

飲酒

酒有讓心情放鬆的效果。小酌、開心飲用的話，不會有什麼問題。不過若是會殘留體內至隔天的烈酒或過度飲酒，就會造成內臟負擔，因此不建議。女性的話將有可能造成月經不順或卵巢問題，男性則有可能會發生勃起力降低或精子品質變差的情況。

在中醫裡，酒分為暖身酒及冷身酒2種。冰涼的啤酒確實好喝，但飲用過多將可能造成身體冰冷或血液循環不良。飲酒時，建議搭配溫熱料理，或是添加熱水、加熱飲用。嘗試調整飲用方式看看吧！

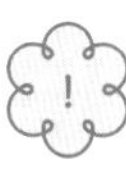

吸菸

香菸明顯地對身體健康有害。雖然目前飯店或店家已理所當然的全面禁菸，或區分吸菸、禁菸區，但吸菸的年輕女性卻似乎有日益增加的趨勢。

香菸含有數百種類的化學物質，其中含有會抑制製造女性荷爾蒙所需酵素之物質。長時間持續吸菸的話，將可能造成卵巢功能降低或卵子品質下降。即使懷孕，危害胎兒健康的風險也會增加。男性的話，吸菸則會造成精子的品質變差。

若未來有考慮懷孕者，盡早戒菸吧！即使是尚未考慮懷孕者，吸菸者罹患子宮癌的風險比非吸菸者高出一倍以上，且對美容和健康都是負面影響。自己無法順利戒菸者可以尋求戒菸門診。

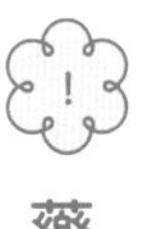

藥物・營養補給品的長期服用

基本上，藥物在服用後1～2天即會排出體外，不會殘留於體內，因此不用太擔心懷孕前所服用的藥物對之後的懷孕或胎兒會有影響。營養補給品也是一樣的道理。

若希望在治療病症期間懷孕者，或已經確認懷孕者，不可自行判斷停藥，而是立即諮詢主治醫師的意見。可以請醫師減少藥量，或改成影響較小的藥物。

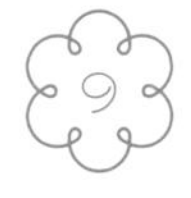

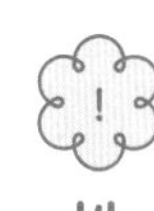

性傳染病（STD）

透過性交或性行為所感染的疾病，稱為性傳染病（STD），其中病例較多的為性器官衣原體傳染病。初期症狀為陰道分泌物增加，無其他明顯的症狀，因此容易忽略未處置。

當女性感染性器官衣原體傳染病時，子宮頸管或輸卵管會發炎，若未治療，將有可能發展成不易懷孕的體質。只要確實接受治療後痊癒，則無需過度擔心。

性傳染病的治療最重要的，是男女雙方都需看診、接受治療。若一方未看診，其後仍有可能因性交導致再次感染（乒乓感染）。

尚未有懷孕計劃者在性交時，可以透過戴保險套來預防感染。此外，若分泌物和平常不太一樣，性器官有搔癢或疼痛感等異樣發生時，不用覺得害羞，應立刻前往婦產科就診。

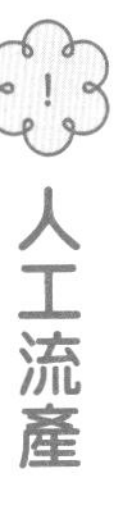

人工流產

有些人可能過去曾因某些因素，而有過人工流產的經驗。以前常聽說只要做過人工流產，就不容易再懷孕。但現在的人工流產技術不斷進步，預防術後發炎或感染的動作也都有充分執行，因此基本上應無問題。前往婦產科就診時，都會被問到是否有人工流產經驗，因為這是治療及診斷上必要的資訊。雖然不想被知道有過這樣的經驗，但為了自己，還是向醫師告知實情吧！

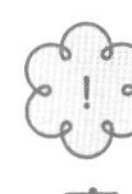

癌症治療

對曾經接受癌症治療的人來說，想必會非常擔憂過往的放射線治療，或使用的荷爾蒙藥劑，會不會對未來的懷孕或嬰兒造成影響吧！

依照癌症的種類、部位、治療方法、年齡不同而有各種可能性，因此無法以一概全。只要現在已結束癌症治療，排卵和月經來潮都是正常狀態的話，還是有機會懷孕生產的。細節必須和最清楚癌症治療過程的主治醫師及婦產科醫師諮詢。

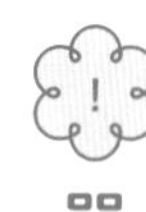

單身的無性生活

可能有些讀者因為目前單身無男友，沒有性交的機會，因此會認為自己沒有充分發揮女性的身體功能，但絕無此事，更不會因為這樣的原因，子宮和卵巢的功能就衰退。

可能是最近電視節目和雜誌流行將感覺快感或興奮時所分泌的腦內物質稱作「戀愛荷爾蒙」或「幸福荷爾蒙」的緣故，有許多人因此將其與女性荷爾蒙混為一談。事實上，女性荷爾蒙（雌激素與黃體激素）的分泌，以及因分泌所引發的排卵和月經，與有無男友及無性生活幾乎沒有關係。

只是若有戀人的話，為了讓自己看起來漂亮，的確會特別注意時尚或化妝，也會努力減肥跟保養。戀愛可使人每天感到快樂，更有不易因壓力而造成傷害的好處。

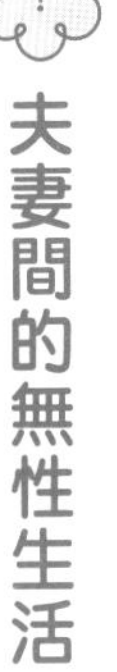

夫妻間的無性生活

根據保險套業者「杜蕾斯」的調查，發現全世界國家中，1年內性交次數最少的，竟然是日本。同時，調查發現，希望懷孕的夫妻和正接受不孕症治療的夫妻中，有很多只在排卵期前後進行性交。非懷孕不可的義務感和緊張感，已和性愛情緒大相逕庭，若這種情況持續下去，將有可能導致無性生活。

常聽到在結束不孕症治療就懷孕的案例，讓人不禁認為，從壓力中釋放的自由性交，與能否懷孕有著密切關係。

為了不要走到無性生活的地步，建議不要侷限於插入或射精。可以從平常的開心對談中著手，碰觸彼此的身體，對方疲累時給予按摩等等。好好維持夫妻間的肌膚接觸和親密關係吧！

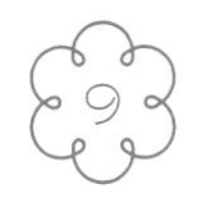

後記

「子宮」是上天只賦予女性的禮讚。

還在媽媽的肚子裡時，子宮是個溫柔保護我們的生命之器；在未來，子宮也將是孕育自己的孩子的重要場所。

科學和醫學發達的現今，即使能發明出人工心臟和人工心肺，還是難以創造出人工子宮。

希望各位能夠更加認識存在感如此特別的子宮，也希望各位能夠更加珍惜它，於是筆者將這樣的期望轉化成這本書。

筆者在開設的沙龍中，從曾經照護過3萬5千人以上的女性經驗裡，觀察到一個現象，那就是有經痛、月經不順和冷底體質等不適煩惱的女性相當多。

一面承載著各種壓力，一面努力工作的現代女性子宮，有時也會覺得有點疲累，也會失去活力。

子宮位在體內深處，我們用肉眼看不見它，因此也不容易察覺它的問題。

將來當我們想要生小孩時，為了能夠以健康且充滿活力的「美子宮」狀態懷孕，平日的子宮保養就顯得非常重要。

另外，不論是否想要懷孕，調整好子宮和卵巢的狀態，更是能讓自己產生積極面對自我身體的態度，和身體一起走在健康快樂的人生旅程上。

如果透過這本書，能讓各位讀者重新檢視自己的身體狀態，那對筆者來說，沒有比這更值得高興的事了。

再次向讀到最後的各位讀者致上滿滿謝意。

執筆期間，特請婦產科醫師兼「天使之卵」顧問的竹內正人醫師為本書做醫療監修，指導醫學方面的細節。另感謝「專為想要懷孕的女性所規劃的診療院　天使之卵」的鈴木元院長，以及為本書指導運動鍛鍊法的「Solace 代官山　私人健身中心」董事長山崎麻央提供甚多協助。最後向大和書房的小宮久美子、協助訪談撰文的佐治環、擔任 bueno 書籍編輯的野津山美久，以及其他共同合作完成本書的所有工作人員，由衷的奉上我對你們的愛及感謝。

２０１４年６月

專為女性打造的健康醫療研究集團　天使之卵　代表　藤原亞季

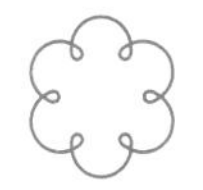

PROFILE

作者 / 藤原亞季

「專為女性打造的健康醫療研究集團　天使之卵」總代表。1978 年生於京都。近畿大學商業經營學系畢業後，旅遊閱歷世界多國，對自然療法及傳統醫療產生濃厚興趣，爾後進入東京醫療專門學校深造。以自身懷孕生產經歷為契機，曾在醫院的婦產科內擔任針灸按摩師及芳療師，從事孕產照護。2006 年，在銀座開設孕婦專用沙龍，之後與「自由之丘院」及「健康醫學研究所」合併，成為「不孕症專門治療所」。接著，再合併提供產後每日服務的「產後照護沙龍」，設立「橫濱元町院」。現在除了是孕產照護的臨床先驅者，同時也在培養芳療師的進修校中擔任統籌，以及在各種活動講座中擔任講師，在媒體界也是非常活躍。另外，更在專為媽咪和寶寶設計用品的「Calinesse」品牌中擔任共同代表人。

監修 / 竹內正人

婦產科醫師、醫學博士。1987 年自日本醫科大學畢業。在美國加州的羅馬林達大學（Loma Linda University）中學習胎兒生理學後，取得日本醫科大學研究所（婦產科學、免疫學）學位。曾在葛飾紅十字產科醫院中傾力於周產期醫學，並以 JICA（國際協力機構）母嬰保健專家的身分，參與發展中國家的母嬰醫療。2006 年起，於東峯婦產科診所擔任副院長，同時設立東峯私人保健診所，提供從出生到死亡的全面相關諮詢。2012 年，任女性健康網站「Luna Luna」的總監修。2014 年，為實現「活得精采」的志向，在天使之卵集團下開設健康醫學研究所。不分區域、國籍、醫療組織，嚐試採用組合各種診療法的長處，透過媒體、網絡、書籍等管道，將醫療現場中獲得的寶貴知識及意見傳達給大眾。

TITLE

子宮粉紅色保養Lesson

STAFF

出版　瑞昇文化事業股份有限公司
作者　藤原亞季
監修　竹內正人
譯者　林家羽

總編輯　郭湘齡
責任編輯　黃美玉
文字編輯　黃思婷　莊薇熙
美術編輯　謝彥如
排版　六甲印刷有限公司
製版　明宏彩色照相製版股份有限公司
印刷　桂林彩色印刷股份有限公司
　　　紘億彩色印刷有限公司
法律顧問　經兆國際法律事務所　黃沛聲律師

戶名　瑞昇文化事業股份有限公司
劃撥帳號　19598343
地址　新北市中和區景平路464巷2弄1-4號
電話　(02)2945-3191
傳真　(02)2945-3190
網址　www.rising-books.com.tw
Mail　resing@ms34.hinet.net
初版日期　2015年11月
定價　250元

ORIGINAL JAPANESE DEITION STAFF

ブックデザイン　齋藤知恵子（sacco）
イラスト　小巻
撮影　松田麻樹
ヘアメイク　吉田佳奈子
取材・文　佐治環
編集協力　野津山美久（bueno）

國家圖書館出版品預行編目資料

子宮粉紅色保養Lesson / 藤原亞季作；林家羽譯. -- 初版. -- 新北市：瑞昇文化, 2015.10
176 面；　21 X 14.8公分
ISBN 978-986-401-051-6(平裝)

1.子宮 2.婦女健康

417.28　　104018818